新版 痛风病

疗法与有效食疗

膳书堂文化◎编

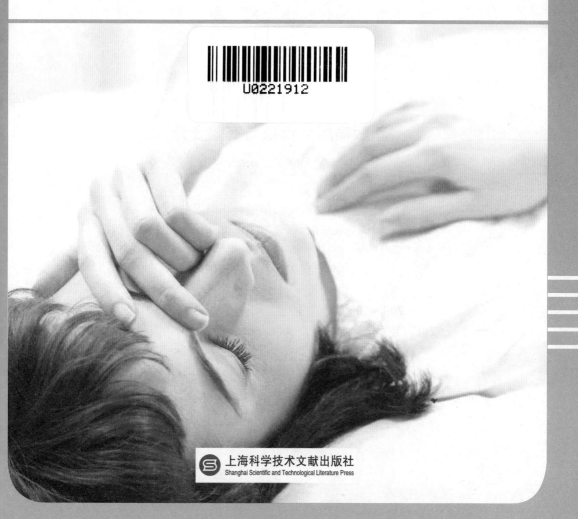

U0221912

上海科学技术文献出版社
Shanghai Scientific and Technological Literature Press

图书在版编目（CIP）数据

新版痛风病疗法与有效食疗 / 膳书堂文化编. 一上海：上海科学技术文献出版社，2017（2023.4 重印）

（健康医疗馆）

ISBN 978-7-5439-7438-8

Ⅰ.①新… Ⅱ.①膳… Ⅲ.①痛风—治疗②痛风—食物疗法 Ⅳ.①R589.705②R247.1

中国版本图书馆 CIP 数据核字（2017）第 125992 号

责任编辑：张 树 李 莺
助理编辑：杨怡君

新版痛风病疗法与有效食疗

膳书堂文化 编

*

上海科学技术文献出版社出版发行

（上海市长乐路 746 号 邮政编码 200040）

全 国 新 华 书 店 经 销

三河市元兴印务有限公司印刷

*

开本 700×1000 1/16 印张 9 字数 180 000

2017 年 7 月第 1 版 2023 年 4 月第 2 次印刷

ISBN 978-7-5439-7438-8

定价：38.00 元

http://www.sstlp.com

现代生活带来很多种"富贵病"，痛风就是其中之一，它曾被称为"宫廷贵族病"。一说富贵病，大家就会想起高血脂、脂肪肝、糖尿病等，然而，近年来痛风发病率也在悄然升高，越来越多的年轻人由于嗜好"海味"、烟酒，加入了痛风病人的队伍。肥胖、糖尿病、脑力劳动者、男性、嗜酒、经常暴饮暴食者以及 30 ~ 50 岁的人都容易患上痛风。痛风的发生与营养过剩密切相关，科学的饮食结构可以从根本上消除这一诱发因素。

痛风是一组嘌呤代谢紊乱所致的一种疾病，是细小针尖状的尿酸盐的慢性沉积，其临床表现为高尿酸结晶而引起的痛风性关节炎和关节畸形，它会让病人身体局部出现红、肿、热、痛的症状，俗语说：痛风痛起来真要命。只有饱受痛风煎熬的人才会有如此深的感觉。如不及时治疗，痛风会引起痛风性肾炎、尿酸肾结石，以及性功能减退、高血压等多种并发症。

本书向读者介绍了治疗痛风病的多种有效方法和调理措施，图文并茂，通俗易懂，非常适合参考或诊断自己的病情，在征求专业医师意见的前提下可取得不错的疗效。因编者水平有限，书中难免有不尽或不当之处，还望读者谅解，批评指正。

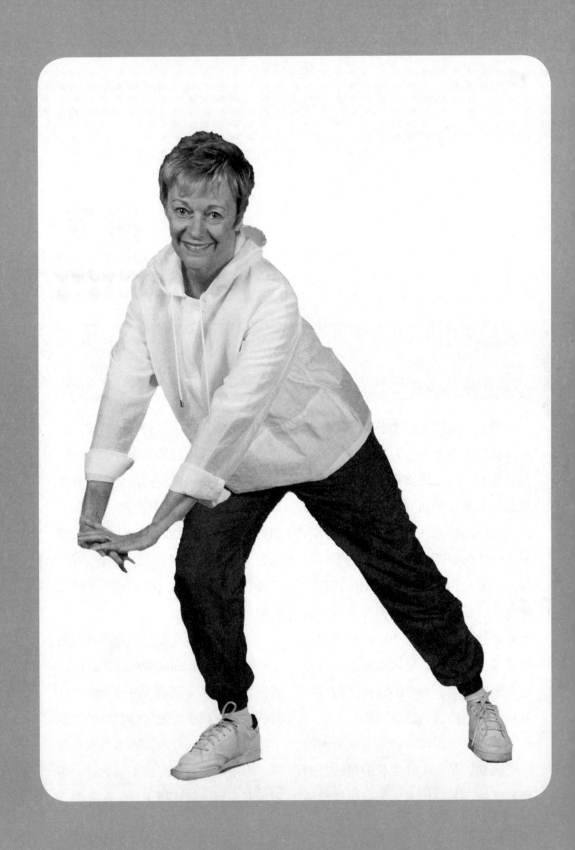

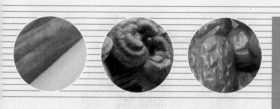

目录
Contents

Part 1　上篇　疾病常识与预防　　1

> 痛风病主要是由先天遗传基因及后天饮食环境两个因素共同造成的。近年来痛风病有年轻化的倾向，这可能与饮食过剩有关。

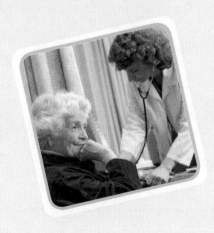

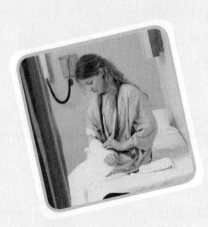

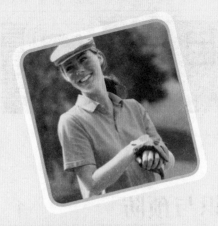
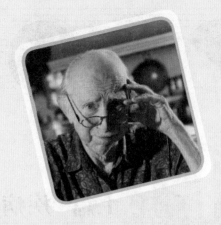

痛风的诊断·····································38

痛风的监测·····································43

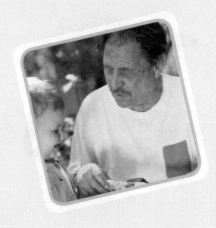
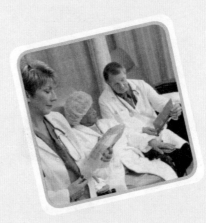

中篇　痛风病与饮食健康　　55

　　痛风是嘌呤代谢紊乱引起的疾病，与人们的生活方式和饮食习惯有着密切关系。科学合理地安排饮食，可以有效地降低痛风的发病率，控制痛风的病情。

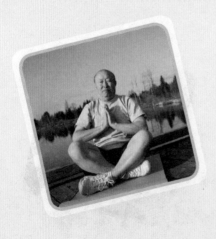

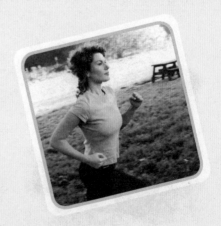

Part 3 下篇 痛风病的物理疗法 95

对于痛风病的治疗，既可采用西医疗法，也可同时结合中医中药、推拿、按摩、针灸等物理疗法，以治疗和控制痛风病的病情。

Part 1 上篇　疾病常识与预防

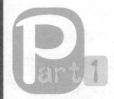

　　痛风病主要是由先天遗传基因及后天饮食环境两个因素共同造成的。近年来痛风病有年轻化的倾向，这可能与饮食过剩有关。

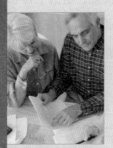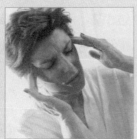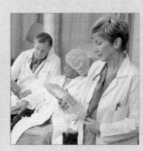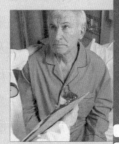

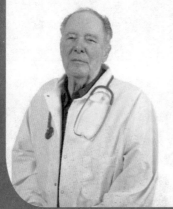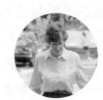

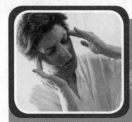

看清痛风真面目

随着人们饮食结构改变，痛风已经成为日常生活中非常常见的一种疾病，它是由于嘌呤代谢或者尿酸排泄减少而引起的一系列的疾病，高尿酸血症是其临床特点。

究竟什么是痛风

很多人对痛风并不了解，以为痛风只是影响关节，表现为痛风性关节炎，并常常将它和类风湿关节炎及骨性关节炎混淆。

到底什么是痛风呢？痛风是嘌呤代谢紊乱和（或）尿酸排泄减少引起的一种疾病，以高尿酸血症为临床特点，以及由此而引起的急性痛风性关节炎反复发作、痛风石沉积、痛风石性慢性关节炎和关节畸形，常累及肾脏引起慢性间质性肾炎和尿酸性肾结石。

痛风主要分为原发性和继发性两大类。原发性痛风主要与遗传因素有关，属遗传易患性疾病，除了1%～2%是由于嘌呤代谢酶缺陷引起外，绝大多数的病因都尚不清楚。继发性痛风是指继发于其他因素引起的高尿酸血症，这些因素包括：1. 多种急性疾病和慢性疾病，如白血病、淋巴瘤、多发性骨髓瘤、溶血性贫血、真性红细胞增多症、恶性肿瘤（尤其是在化学药物治疗及放射治疗之后）、各种肾脏疾病伴肾功能减退、肥胖症等；2. 某些药物，如呋塞米（速尿）、乙胺丁醇、水杨酸类、烟酸等；3. 生活方式，如高嘌呤饮食、酗酒、运动减少等；4. 一些中毒状态，如铅中毒、铍中毒、乳酸酸中毒等。在临床诊疗工作中所遇到的痛风病人绝大多数为原发性痛风。

▶ 提示

痛风是嘌呤代谢紊乱所致的疾病，其临床特点为高尿酸血症，它不仅可以引起痛风性关节炎反复发作，还可以累及肾脏引起尿酸性肾病和尿酸性肾结石。

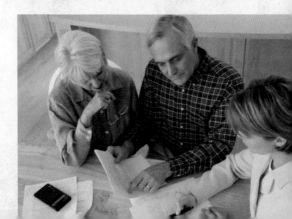

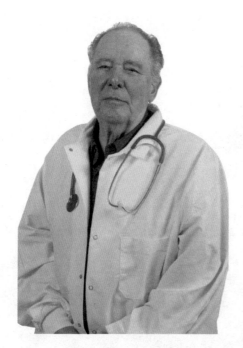

滴”"凝结"或"沉积"，这与古代的"体液论"有关。根据这种古老的理论，痛风是由于体液过多而引发的。最早提出"体液论"的是被誉为西方医学之父的希波克拉底。他认为人体具有血液、黏液、黄疸和黑疸4种液体，一旦某种体液流向不该去的部位就产生了疾病。当时人们对痛风病因尚不清楚，因此认为痛风是有毒的体液"滴入"关节内及皮下组织，造成关节炎和痛风石的发病。

▶提示

痛风，从字面意思理解，此病就像风吹一般，来得快，去得也快。但是，痛风的病程并不是一阵风，它的历史源远流长，今天它的发展又来势汹汹，值得引起重视和关注。

痛风的来历与含义

不少40岁以上的人经常问起，20世纪六七十年代很少听说痛风，是不是最近几年才开始流行这个病的。其实痛风的历史源远流长，早在公元前400多年，就已经有关于痛风的记载，但是人类对痛风的彻底认识却经历了漫长的历程。

"Tephus"是由盖伦医师（希波克拉底的弟子）引用的最早用来描述痛风的拉丁文形式，其含义是"筋痛""结节"及"肿块"，实指痛风结节之意。大约公元1270年，才有了痛风的英文名词"gout"，该词来源于拉丁文"gutta"，意思是"点

谁发现了痛风

早在公元前2640年，埃及人已经认识到足痛风，即第一跖趾关节急性痛风发作，后来在公元前5世纪才被欧洲医学奠基人希波克拉底认识，他是第一个描述痛风的人，把痛风定义为"不能行走的病"，并认为：太监不会得痛风，女人在更年期以后才会得痛风，年轻男性除非荒淫无度不会得痛风。这三句话一直被医学界

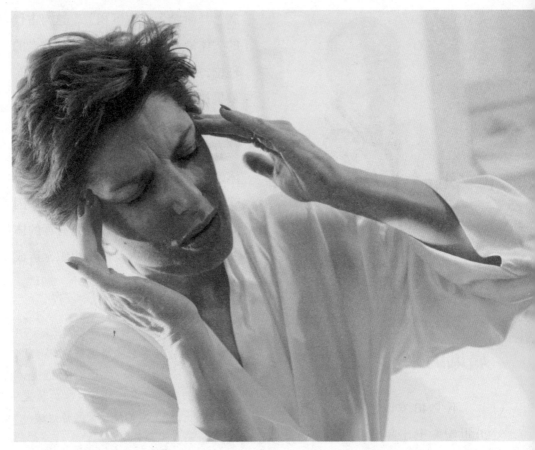

所信服，直到雷-奈综合征的发现这一定义才被推翻。他对痛风的认识和理解被收录在《希波克拉底全集》里，其中有些观点至今都被医学界认为是正确的，如他认为痛风与放纵的生活方式有关，称足痛风为"富人的关节炎"。6个世纪以后的盖伦是继希波克拉底之后对痛风有更深研究的学者，盖伦是第一个描述痛风结节的人，他认为长期的高尿酸血症会引起尿酸钠的结晶析出和沉积物的形成。盖伦把痛风与放纵的生活方式联系起来，引出了一个长期被广泛认同的观点——"痛风是大自然对性放纵者的惩罚"，强调痛风病人应节食、戒酒并禁欲，认为这是防治痛风发作的"三要素"，但是他不能解释为何到了老年性功能衰退后痛风发病率反而升高这一事实。同时盖伦还认识到痛风的发病与遗传特性有关。

▶ 提示

对一种疾病的认识是一个漫长而曲折的过程，需要不断地发展和更新，人们对痛风的认识就是如此。

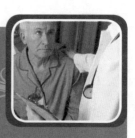

痛风是一种代谢紊乱病，具有一定的遗传倾向，因此对于家族中有痛风史的人，应注意有患痛风的可能。除先天因素外，后天的因素也对痛风发生有很大的影响。

痛风病诱发因素

痛风发病和胖瘦有关吗？

现在到医院就诊的痛风病人大部分都是胖人，特别是年轻的痛风病人更是如此。肥胖的人易患高尿酸血症和痛风，这是因为体重与人体内的血尿酸水平密切相关。

研究显示，60%～70%的痛风病人属肥胖体型；男性痛风病人肥胖发生率为9.1%～16.3%，其中50%以上的病人超重；儿童和早期青少年的血尿酸水平和肥胖有密切的关系；青春期以前体重增加可能导致青春期后血尿酸水平显著升高，是临床痛风发生的重要危险因素。肥胖引起高尿酸血症可能是因为：

1.肥胖的人多患有胰岛素抵抗症，胰岛素抵抗者可引起尿酸代谢、糖代谢和脂代谢紊乱，导致血尿酸水平增高而发生痛风。

2.肥胖者能量摄入增多，嘌呤代谢加速导致血尿酸浓度升高。

3.肥胖引起体内内分泌系统紊乱，如雄激素和肾上腺皮质激素水平下降，酮生成过多，从而抑制尿酸的排泄。以上可能是肥胖易并发高尿酸血症的原因，而并非肥胖本身所致。

大多数痛风病人属超重或肥胖，但并不是瘦人就不会得痛风，只是瘦人的痛风发病率比较低，占痛风病人中的5%～10%。所谓瘦人是指某人的体重低于标准体重，标准体重可根据公式大致计算：标准体重＝身高（厘米）–105，所得数为千克。瘦人患痛风的原因可能主要与遗传和继发于某些慢性疾病有关。

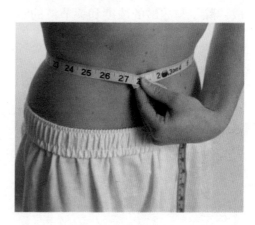

痛风的发病有季节性吗？

春节前后和春夏以及秋冬季节更替之际，医院内因痛风导致的关节疼痛病人比平时明显增多，这说明痛风的发病与季节也有一定的关系。

痛风的发病与季节变化有何关系呢？

1. 在季节更替之时，昼夜温差变化大，特别是当气温下降明显时，由于气温的突然降低，关节的温度随之下降，尤其是四肢远端的关节温度下降更明显。关节液中尿酸盐结晶的形成，除了与尿酸的浓度和关节液的酸碱度有关外，还与关节液的温度密切相关，也就是说关节液尿酸盐浓度越高，温度越低，pH越低，尿酸越容易析出结晶，结晶沉积在关节滑膜等组织，引起急性关节炎发作。

2. 季节更替之际，冷热空气交锋，雨水充沛，湿气重，中医认为湿气是痛风发病的重要因素。当人体居处潮湿，淋雨涉水，感受外湿，湿气郁久化热，就会酿生湿热，湿热之邪留滞经络，气血凝滞不通，不通则痛，且湿浊趋淤，故下肢关节发病常见。

3. 春节前后人们的应酬较多，常常会暴饮暴食也是一个重要因素。

为了减少因季节变换而引发的痛风发病，建议人们采取以下措施：1.注意四肢关节部位的保暖；2.不要过早外出运动，应待气温升高后再进行户外活动。此外节假日也不要暴饮暴食。

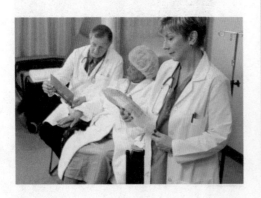

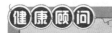

祖国医学对痛风有何认识？

祖国医学对痛风的认识可追溯至东汉末年，《黄帝内经》把痛风列为痹证，并对其病因、病机、证候分类及预后等方面做了详尽的论述。但无论是《黄帝内经》，还是在其他的中医典籍中所论述的"痛风"都不能等同于现代医学的痛风，两者并不是同一种疾病。现代医学所说的痛风是由于长期嘌呤代谢紊乱，血尿酸增高引起组织损伤的一种疾病，以高尿酸血症、急性关节炎反复发作、痛风石形成、慢性关节炎和关节畸形，以及在病程后期导致肾尿酸结石和痛风性肾实质病变为临床特点。根据临床表现，以急性关节炎和慢性关节炎为主要临床表现时，应属于中医的"痹证""历节""白虎历节"或"脚气病"等范畴；以尿路结石、肾结石为主要表现时，属于"淋证""腰痛"的范畴；以肾脏病变为主要表现时，属于"腰痛""水肿""关格"的范畴。

痛风之名，始于金元。元代名医朱丹溪（1281–1358年）最先提出"痛风"的病名，他在其著作《格致余论》中指出："痛风者，四肢百节走痛，方书谓之白虎历节风症是也。"金元时期另一位名医李东垣指出："痛风者多属血虚，然后寒热得以侵之。"明朝李梃撰《医学入门·痛风》："形怯瘦者，多内有血虚生火，形肥勇者，多外因风湿生痰，以其循历遍身，日历节风；甚如虎咬，日日虎风；痛必夜甚者，血行于阴也。"清朝俞嘉言所著的《医门法律·痛风论》指出："痛风也名白虎历节风，实则痛痹也。"

中医认为痛风多呈发作性，多由疲劳、情志内伤、厚味多餐或感受风寒湿热等外邪诱发，发作时表现为某一局部剧烈疼痛，甚则背不能动，或手不能举，或足不能履地，并且有日轻夜重和转移性疼痛的特点，经休息和治疗后虽可获得好转，但时发时止，日久可致受损部位出现肿胀、畸形，恢复较为困难，甚至出现水肿、小便不利等危重症状。

提示：祖国医学对痛风也早有认识，但与现代医学痛风的概念有所不同。中医的"痛风"仅包括现代医学中的痛风性关节炎。

上篇 疾病常识与预防

7

哪些生活方式与痛风的发病密切相关？

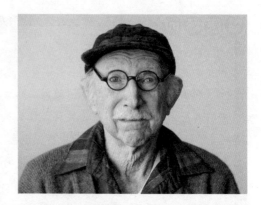

有一年轻的推销员，痛风反复发作，他问医师：为什么我按你们医师的医嘱定时吃药，病情还是反复发作。医师问他：你经常在外吃饭吗？他说：是。饮酒吗？半斤左右。经常运动吗？一年不超过3次。医师说：你不用医了。他问：为什么？医师说你不改变这样的生活习惯，没有人能医得好你的病。

痛风的发病与生活方式密切相关，与痛风发病有关的生活方式如下。

① 高嘌呤饮食

尿酸是嘌呤代谢的最终产物，人体内嘌呤的来源有两种途径，一种来源于含嘌呤的食物，另一种是由机体的细胞自身合成；以后者为主。两种途径产生的嘌呤最终结局差异甚大。机体代谢产生的嘌呤在多种酶的作用下经过复杂的代谢过程大部分合成核酸，被组织细胞重新利用，少部分分解成尿酸；而食物中摄入的嘌呤碱基在体内几乎都转变成尿酸，很少能被机体利用。因此高嘌呤饮食可使尿酸的合成增加，血尿酸浓度升高，尤其是对肾脏排泄尿酸已经存在障碍的病人，所摄入食物中嘌呤的含量直接影响血液中尿酸的水平，甚至诱使痛风急性发作。

② 节食

过分节食，常常引起饥饿，饥饿也与痛风发作有关，因为饥饿时可诱发血浆乙酰乙酸、P-羟丁酸和丙酮的生成量增加，而这些物质可明显抑制尿酸分泌，导致血尿酸水平升高。

③ 酗酒

酒类可以促进痛风的发生、发展。饮酒影响血尿酸水平的原因是：（1）饮酒常伴食含丰富嘌呤的食物；（2）乙醇代谢可以使血乳酸浓度升高，而乳酸可以抑制肾脏对尿酸的排泄；（3）乙醇还能促进腺嘌呤核苷酸转化而使尿酸增多；（4）某些酒类尤其是啤酒，在发酵过程中可以产生大量的嘌呤，引起嘌呤代谢紊乱，尿酸生成增多。

痛风有哪些临床症状

临床上一般可将痛风分为四个时期来描述，但并不表示每位痛风病人都须依序经过这四个时期。痛风的四个分期包括无症状的高尿酸血症、急性痛风性关节炎、痛风发作间歇期、慢性痛风性关节炎。在第二期至第四期有可能发生肾结石。求诊病人中，各种分期皆有，临床上根据生化检查报告，可能有意外的发现。病人应定期接受身体检查，多注意检查结果报告，以便及早发现问题。

1 ▶ 无症状期

这一阶段仅表现为高尿酸血症。高尿酸血症发生率远较痛风高。高尿酸血症的上限，其中男性为416微摩尔/L，女性为357微摩尔/L。儿童期血尿酸的均值是214微摩尔/L，在青春期后，男性血清中的尿酸浓度开始增高，而女性血清中的尿酸浓度增高主要在更年期后。无症状期仅有高尿酸血症，而无关节炎、痛风。其中10%～40%病人在第一次痛风发作前有过一次或数次肾绞痛发作史，也可有肾功能损害，如蛋白尿、血尿、显微镜下红细胞尿。但诊断痛风应有尿酸盐沉积和组织炎症反应，而不仅

▶提示

良好的生活方式对于高尿酸血症和痛风病人来说，比吃药治疗更重要。痛风病人在日常生活中要做到：（1）合理膳食，不过分节食，同时也要避免高嘌呤饮食。嘌呤含量较高的食物有酒、海产品（尤其是海鱼、贝类等软体动物）、动物内脏（尤其是脑、肝和肾）和浓肉汤等。而蔬菜、牛奶、水果和鸡蛋则不含嘌呤或嘌呤含量很少。食物中嘌呤含量的规律为：内脏＞肉、鱼＞干豆、坚果＞叶菜＞谷类＞淀粉类、水果。（2）切忌过度饮酒，嘌呤含量依乙醇饮料种类不同而各异，一般规律为：陈年黄酒＞啤酒＞普通黄酒＞白酒。（3）坚持锻炼身体，控制体重。

4 ▶ 运动减少

适当的体育锻炼可以降低痛风的危险因素，而运动减少，容易引起肥胖，而体重与血尿酸明显相关。有研究显示，青年时期体重增加是临床痛风发生的危险因素，青年时期体重增加越多，痛风发生的危险性越大。

有高尿酸血症及肾结石。大部分病人可终身患有高尿酸血症，仅小部分发生临床痛风。如未作实验室检查，往往漏诊。

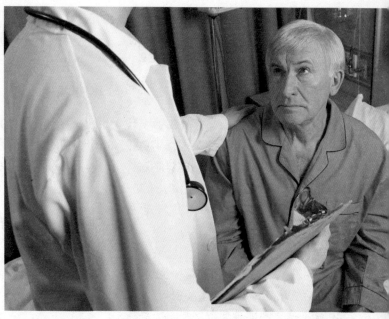

在此时期的病人血清中的尿酸浓度会增高，但并未出现关节炎、痛风石或尿酸结石等临床症状。有些男性病人会在青春期发生此种病状，且可能有痛风家族史，女性病人则较常在停经期才出现。无症状的高尿酸血症可能终身都会存在，但也可能会转变成急性痛风性关节炎或肾结石；临床大多数无症状的高尿酸血症病人会先发生痛风症状，再转变为其他情形。

无症状高尿酸血症的危险性在于痛风发作，或最终发生肾结石。高尿酸血症病人发生痛风的可能性，大致和血清尿酸水平增高的程度成正比。据观察，在青春期开始有高尿酸血症的男性，至第一次痛风发作的时间间隔一般为 20 ~ 25 年或更长。这意味着不是对所有高尿酸血症病人都要进行预防性治疗。

一般认为，对无症状性高尿酸血症无需治疗，但并不是不管它。因为长期的高血尿酸，有可能造成尿酸结晶和尿酸盐结晶在肾盂、输尿管或肾小管及肾间质处沉积，造成肾损害，引起肾结石。所以应该寻找引起高血尿酸的原因，如利尿药、降血压药、化疗药等药物因素及肾病、血液病、糖尿病等，找出原因，同时应避免肥胖、高嘌呤及高热量饮食、酗酒、过度疲劳、精神紧张、创伤、湿冷等诱发因素。当有下列几种情况时，则应考虑治疗：有痛风临床症状、有痛风家族史。

2 急性期

以急性关节炎为主要表现。第一

次发作在脚的大拇趾的跖趾关节者占60%。

诱发因素：

85%病人能找到诱发因素，如饮食过度、局部外伤、体力或脑力劳动过度、受冷、潮湿、过度激动、感染、外科手术及某些药物应用（如丙磺舒、利尿剂、皮质激素、汞剂、酒石酸麦角胺）等。

前期症状：

第一次发作时症状较为突然，以后发作时70%病人有前驱症状，如局部不适感、下肢静脉曲张、头痛、失眠、易怒、疲劳、不能胜任工作、腹胀、嗳气、便秘或腹泻、肾绞痛等。

此时期的病人会在受累关节部位出现剧痛症状，在病发的早期较常侵

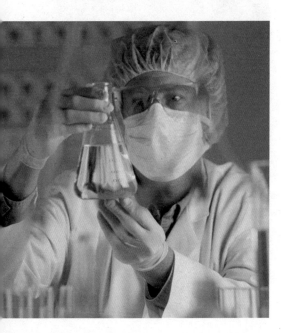

犯单一关节（占90%），其中约有半数发生于脚掌骨关节附跖关节，因此病人疼痛难耐，无法穿上鞋子，发展到后来，也很可能会侵犯多处关节，有时也可能只侵犯其他部位。痛风常犯部位包括大脚趾、脚背、脚踝、脚跟、膝、腕、手指和肘等部位，但其他部位也会发作。对应注意诊断的重点，要保持高度的警觉性，切勿以为其他部位的疼痛一定不是由痛风所引起的。

急性关节炎第一次发作多数于凌晨1～2点，94%的在单个关节，累及下肢达95%～98%。远端关节占90%，半数以上病人第一次累及大脚趾的跖趾关节内侧面，严重过敏时，盖上被褥即可有疼痛感，往往脚的大拇指因夜间突然发作而痛醒。局部有红、肿、痛、热、静脉曲张，触之剧痛，向下肢放射，至白天可好转，但局部体征反而加剧。第二天凌晨疼痛重新加剧，局部皮肤由红色转为蓝紫色，有凹陷性水肿。一般持续3～20天左右，症状渐渐减轻，局部体征好转，消肿，皮肤出现皱纹、脱屑。全身情况和局部体征发展平行。一般体温正常或低热，有时也可高达39℃以上，伴有寒战、全身不适、头痛易怒、心动过速、腹痛、肝脏肿大、

明显多尿，尤其在急性期发作后。尿酸值在发作前数天降低，发作末期明显增高，发作停止后进一步升高，然后逐渐恢复到正常的水平。发作期血沉增快，一般为 30 ~ 50mm/h，偶见 50 ~ 100mm/h，白细胞增高伴中性白细胞增多。临床上，病人在就寝前可能尚无任何异样，但痛风发作时所引起的剧痛可能会使病人从睡梦中痛醒，且在受累关节出现严重红、肿、热、痛现象，令人疼痛难耐，症状会加重，发冷与颤抖现象也会随之而加重，最痛时有如撕裂般，令人无法忍受，而后症状慢慢减轻。

由于局部会出现红、肿、热、痛，且常伴随发烧症状，有些病人还可能出现关节肿大、积水，且抽取积水时呈黄浊液体，因此有时会被误诊为蜂窝组织炎或细菌性关节炎。

在急性发作期，主要用秋水仙碱、非甾体类抗炎药、碱化尿液等药物，服用这类药物后，会引起血尿酸浓度的突然降低，使关节中早已存在的尿酸钠结晶释放、溶解，随后又会出现一个短暂高尿酸血症和痛风的发作期。所以，在服用秋水仙碱、非甾体类抗炎等药物控制一段时间后，再用抑制尿酸生成或排尿酸的药物，并且与秋水仙碱、非甾体类抗炎药如戴

芬、芬必得或瑞力芬等合并用药一段时期。这时，秋水仙碱的用量可减至每日 0.5 ~ 1 毫克，非甾体类抗炎药也用较小的剂量，一旦有急性发作的先兆症状，则可适当加大剂量。

3 间歇期

即两次发作之间的一段静止期。大多数病人一生中反复发作多次，某些病人发作一次后从未复发，多数病人的发作间隔时间为 6 个月至 1 年。少数病人的发作间隔时间可长达 5 ~ 10 年。据有关资料报道在第一年内复发的为 62%，第一 ~ 二年复发的为 16%，第二 ~ 五年复发的约

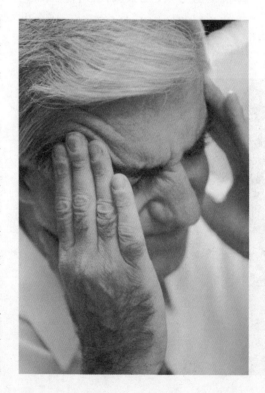

为 11%，第五～十年复发的为 4%，有 7% 的随访病人 10 年或 10 年以上未见复发。对于未用抗高尿酸药物治疗的病人，其发作次数会比较频繁，至晚期时，还会累及多关节，病情重，持续时间长，缓解慢。在间歇期仅根据痛风病史和高尿酸血症诊断比较困难，但抽取跖趾关节液体，如能找到尿酸盐结晶，将有利于诊断。

痛风发作间歇期长短不等，可能会持续一两天至几周。有一部分病人很幸运，他们的痛风会自然消退，不再复发，但是大多数病人会在一年内复发。反复发作后发展为多关节性，病情严重，发作期较长，且伴随着发烧。

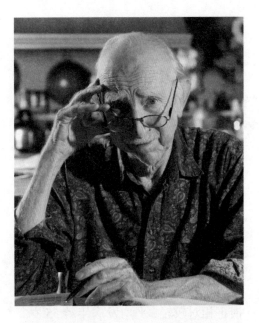

④ 慢性期

慢性期的主要表现为痛风石、慢性关节炎、尿路结石及痛风性肾病。

痛风石是尿酸沉积于结缔组织而逐渐形成。其过程隐匿，小的不能触及，大的肉眼可见。痛风石出现的时间在痛风发病后 3～42 年，平均出现时间为 10 年。少于 5 年就有痛风石的人较少见。10 年后约一半病人有痛风石，以后逐渐增多，20 年后只有 28% 的病人无痛风石，下肢功能障碍者达 24%。尿酸沉积于关节内和关节附近，与血尿酸浓度密切相关。出现的部位按频率依次为耳轮、手、足、肘、膝、眼睑、鼻唇沟。比较少见的部位有脊椎关节、心肌、二尖瓣、心脏传导束及咽部等。初期形成的结石较软，表皮呈红色，内含乳白色液体，其中有尿酸钠结晶。数周内，急性症状消失，形成较硬的痛风石，并逐渐增大，使关节受到破坏，出现僵直或畸形症状，关节活动受限。痛风石可以溃烂，形成瘘管，化脓较罕见。

慢性关节病变经过 10～20 年演变，累及上下肢诸多关节受损。由于痛风石的不断增大增多，尿酸盐沉积于软骨及关节周围结缔组织，纤维组织增生，骨质破坏，导致关节僵直、畸形，可出现假性类风湿性关节炎样关节，使功能完全丧失。

痛风性肾病的肾脏病变可分为尿酸盐性肾脏病变和急性尿酸性肾脏病变、尿酸盐结石。它们的发生与长期高尿酸血症有关。

1. 尿酸盐性肾脏病变：慢性肾脏病变是痛风最常见的表现之一，占痛风病人的 20%~40%。临床表现有两种类型：一是以肾小球病变为主，即所谓痛风性肾炎。这些病人的间质损害相对较轻，平均发病年龄 55 岁。在急性痛风发作后 15~25 年多见，也可见于痛风发作前。早期的表现为间歇性微量蛋白尿。浓缩功能减退是肾功能损害的早期表现。三分之一病人伴有高血压症，最后导致氮质血症、肾功能衰竭。第一次就诊，有时难以

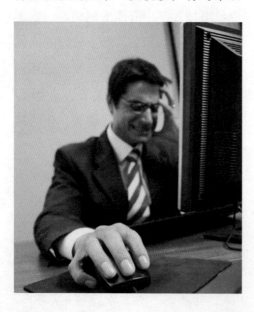

断定痛风与肾炎之间的因果关系。但以前的痛风性关节炎病史能提示痛风属原发性。慢性肾炎能引起痛风的情形较为罕见，但可加重原已存在的痛风，其机制与传统的观点有别。最近有观点认为一是由于尿酸盐的沉积损害了周围的间质组织，同时伴有肾小球毛细血管玻璃样变性及较大血管中层、内层的增生。从间质得到的晶体，经 X 射线衍射分析，证实为尿酸盐结晶。痛风者高尿酸对肾脏的损害已得到公认，但并非肾脏损害的唯一因素（甚至并非主要因素）。痛风病人中常见的共同存在的其他疾病（如高血压病、慢性铅中毒、缺血性心脏病，原已存在的隐性肾脏病变）可能在痛风性肾炎中比尿酸起更重要的作用，尤其是老年痛风病人。二是由于间质性肾脏病变。尿酸钠盐沉积在肾组织，引起慢性进行间质性肾炎，可导致肾小管萎缩变性、纤维化及硬化。尤以髓质和锥体部明显，可有反复尿路感染，几乎均有肾小管浓缩功能减退，夜尿及尿比重降低。病程相对较长，5~10 年后，肾病加重，晚期肾小球功能受损，出现肌酐清除率下降，尿素氮升高，进而发展成为尿毒症，最后死于肾衰竭。

2. 急性尿酸性肾脏病变：由于严

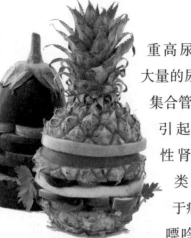

重高尿酸血症，大量的尿酸沉积于集合管和输尿管，引起尿闭、急性肾衰竭。这类病变可见于痛风病人中嘌呤代谢明显增加者，或剧烈运动和癫痫大发作后。但更多见于白血病和淋巴瘤病人：病人的核酸代谢加速，尤其同时进行化疗和放射治疗，加速了细胞破坏，更增加肾的尿酸负荷，使尿酸增加3～5倍。在化疗过程中，病人因厌食、恶心、呕吐以致脱水，因而造成高浓缩、低容量尿。同时因为尿酸中毒，使尿酸沉积于集合管而阻塞了管腔。该病的发生与尿尿酸（非尿酸盐）排量有关。最后导致近端肾单位扩张，小管上皮变性。动物实验证实了上述观点。临床表现和诊断：高尿酸血症病人，平均血尿酸盐为1190微摩尔/升（714～2140微摩尔/升）、最高记录大于4760微摩尔/升。有少尿或无尿及迅速发展的氮质血症。如有尿，则在尿中可见结石或大量尿酸盐结晶和红细胞，尿中尿酸/肌酐大于1。而其他原因肾衰则小于1。

3. 尿酸盐结石：在痛风病人中比较常见。一般人群中尿酸盐结石的发生率为0.01％，而在痛风病人中尿酸盐结石为10％～25％，较健康人群高1000倍。在痛风病人中，每年尿路结石的发生率为1％，无症状高尿酸血症则为0.2％。尿路结石的发生率与血尿酸浓度及尿尿酸排泄有关。当血尿酸浓度大于774微摩尔/升，则尿路结石的发生率达50％。有40％的病人尿路结石的出现先于痛风，少数病人结石的发生早于痛风10年。结石的化学分析证实70％～80％为纯尿酸结石，其余为尿酸盐及草酸盐混合结石、纯草酸钙或磷酸钙结石。出现结石的平均年龄44岁，比初次痛风发作年龄迟两年。继发性痛风尿路结石的发生率较高，如在骨髓增生性疾病中统计可达42％。相反，铅中毒痛风病人尿路结石罕见。另外还有其他促使尿酸结晶形成的因素，如尿尿酸量增多，pH值低，尿液浓缩，尿的质和量改变，均可影响尿酸的溶解度。尿酸是弱酸（pH值为5.75），当尿液pH值为6.75时，91％以尿酸盐形式存在；当尿液pH值为4.75时，91％以尿酸形式存在。尿酸的溶解度较尿酸盐低（pH值为6.82时，尿酸盐溶解度比尿酸大10倍），当pH值降低，大量以尿酸形式存在时，就出现尿酸的过饱和。高有机质核心存在即可形成结石。当尿液 pH 值小于 5.5 ~ 5.7 时，尿中尿酸总是呈过饱和状态，特别是在应用促尿酸排泄药物时，可以使尿中尿酸增加而导致尿路结石。约16%的结石是在应用促尿酸排泄药物以后发生。结石的产生是在用药的早期，因此，应采取给予碱化尿液的药物（如碳酸氢钠）、增加饮水量等预防措施。

以高尿酸血症为主的继发性痛风的临床症状不典型，往往被原发病所掩盖，大多继发于肾脏病、高血压和骨髓增生性疾病，尤其是白血病和淋巴瘤。主要由于病程短，痛风的临床症状不明显。由于核酸代谢旺盛或排泄受阻，所以血尿酸浓度往往较原发性痛风高。

痛风为什么和欧洲皇室关系密切？

盎格鲁－撒克逊人有一句双关语："痛风是国王的疾病，也是疾病之王。"痛风自古以来都是欧洲经济发达地区的常见病，而且与欧洲皇室关系密切。痛风的最早记载见于《圣经》，其中提到亚撒皇帝在晚年患了痛风，圣罗马皇帝查尔斯五世以及他的儿子菲利普二世均在30岁以前患了痛风，并先后死于痛风性肾病及手术后的严重感染。13世纪上半叶的法国在近半个世纪中，有十几位国王罹患痛风，如路易七世和路易十六等。痛风同样肆虐于英格兰王朝，如詹姆斯一世、乔治四世以及安妮王后也患有痛风。

痛风在欧洲皇室的盛行与他们极尽奢侈的贵族生活方式，如饮食无拘、嗜酒无度等有关。其中最主要的原因也许是当时欧洲皇室贵族都偏爱含铅的葡萄酒造成的，因为用铅质容器酿制葡萄酒，不仅不会影响口感，而且在酿制过程中形成了"铅糖"，即醋酸铅，一种潜在的杀菌药，可以防止酵母和细菌污染，抑制发酵。但是长期大量饮用含铅的葡萄酒会引起慢性铅中毒而导致痛风。例如在1703年，安妮王后准予葡萄酒免税优惠后，英国进口了大量含铅葡萄酒，痛风在英国就变得普遍了。当时有人断言这一时期大不列颠痛风贵族的血管中都流淌着葡萄酒并导致痛风贵族的盛行。因此，食用或饮用铅容器制备的食物或饮料，如私制的威士忌，或职业性的铅中毒，可引起铅中毒性痛风。因为铅中毒时肾脏受损，肾小管对尿酸重吸收增加，高尿酸血症与痛风排出量减少，导致高尿酸血症或痛风的急性发作。

提示：贵族和富人的生活方式不一定是健康的生活方式，盲目追求时尚和奢侈的生活方式，往往会损害健康。

尿酸堆积在体内，导致血中尿酸值升高，这就是所谓的高尿酸血症。10%的痛风病人表现为体内尿酸合成增加，尿酸排出量亦增高。可以说高尿酸血症是痛风的生化标志。

高尿酸血症与痛风

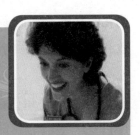

什么是高尿酸血症？

现在不少人体格检查时发现，血尿酸这项指标超过正常范围，但自己既没有痛风性关节炎又没有其他任何不适，这到底是怎么回事呢？医生的答案是高尿酸血症。

什么是高尿酸血症呢？尿酸是人体正常新陈代谢的必然产物，它的来

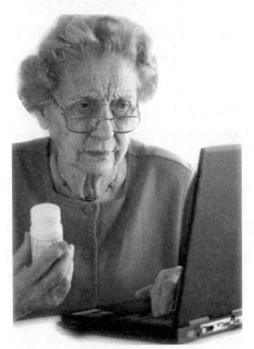

源有两个，一是从富含嘌呤的食物中分解而来，称外源性；另一个是从核酸的分解代谢而来，称内源性。任何原因引起的尿酸生成增多和（或）排泄减少，都可导致血尿酸水平升高。一般来说，男性和绝经后女性的血尿酸浓度大于417微摩尔/升，绝经前女性的血尿酸大于357微摩尔/升，即称为高尿酸血症。单纯的高尿酸血症可无任何的临床症状，只有当血尿酸水平长期≥420微摩尔/升，达到超饱和状态，此时便以尿酸钠盐的形式析出结晶并沉积在组织内而引起痛风。高尿酸血症不一定都会出现痛风，但痛风的形成一定少不了高尿酸血症，高尿酸血症是痛风最重要的生

▶提示

高尿酸血症是机体核酸代谢异常的结果，是痛风发病的基础。由于没有明显的临床表现，往往容易被忽视，但不加以控制就会导致痛风和其他的疾病，应该引起我们的高度重视。

物化学基础，也是诊断痛风、判断疗效和预后的重要生物化学指标。

高尿酸血症是怎样形成的？

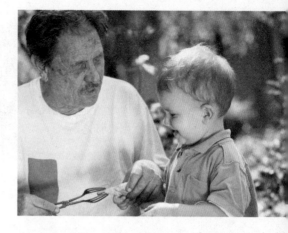

有人说高尿酸血症是吃出来的，也有人说高尿酸血症是喝酒喝出来的，还有人说它是肾不好的表现，到底高尿酸血症是怎样形成的呢？

正常人体每天尿酸的生成和排泄是平衡的，故血尿酸值保持在一个恒定的范围，只有当体内尿酸产生过多或排泄减少时，才会造成高尿酸血症。那么人体尿酸是怎么来的呢？它在人体内是怎么代谢的呢？其实人体尿酸主要有两个来源：1.外源性（食源性）：富含嘌呤或核蛋白的食物进入胃内，在胃酸的作用下，核蛋白分解成核酸和蛋白质。核酸进入小肠后，在小肠液和胰酶的作用下，水解成核苷酸，再经多种酶的作用变成核苷，最后核苷被分解成腺嘌呤和鸟嘌呤，两种嘌呤绝大部分合成尿酸。2.内源性：也就是由体内氨基酸、核苷酸及其他小分子化合物合成，以及由核酸分解代谢而生成的尿酸。机体2/3的尿酸由肾脏排出，1/3由肠道分解排出体外。尿酸盐在肾脏经过肾小球的滤过、肾

小管重吸收、分泌再吸收等一系列复杂的过程，最后通过尿液排出体外。肾脏的功能直接影响着血尿酸的水平，当肾功能下降时，往往就会出现血尿酸水平升高。内源性合成的尿酸量约占总尿酸的80%，外源性尿酸约占20%，但是前者几乎都被机体所利用，而后者却极少被机体利用，因此摄入高嘌呤食物越多，血尿酸水平越高。有些人认为，高尿酸血症都是因为外源性的食物因素导致，但是临床上有些病人在严格控制饮食的情况下，仍然会出现急性痛风性关节炎反复发作的现象，很多病人不禁会困

> ▶ 提示
>
> 高尿酸血症和我们的饮食确实有密切的关系，限制高嘌呤食物的摄入对于高尿酸血症和痛风病人非常重要。但在有些情况下如内源性的核酸代谢紊乱或肾脏排泄功能下降时，也会导致高尿酸血症。

惑：我都吃了好长时间的素食了，为什么还会有痛风发作啊？其原因就在于在高尿酸血症中，内源性的核酸代谢紊乱也起着重要的作用。

高尿酸血症和痛风是什么关系？

对于高尿酸血症和痛风的关系，很多病人都不太清楚，有的以为是两种不相干的疾病，有的则以为是"孪生兄弟"，高尿酸血症和痛风到底是什么样一种关系呢？

高尿酸血症和痛风可以说是同一疾病的不同阶段：高尿酸血症是痛风的前奏，尚未演变为痛风，称为无症状性高尿酸血症，而痛风则必伴有高尿酸血症。虽然并非所有的高尿酸血症都会发展为痛风，很多人一生中只处于无症状高尿酸血症期，并不出现痛风性关节炎急性发作或者痛风石沉积，但这不代表他的关节组织或肾脏未受到尿酸沉积的影响，只是这种尿酸沉积所引起的组织损害比较轻微，尚未造成明显的临床症状。而且越来越多的研究显示，高尿酸血症与高血压、脂代谢紊乱、糖尿病或糖耐量异常、向心性肥胖、心脑血管等疾病密切相关。因此，无症状期的高尿酸血

▶提示

高尿酸血症和痛风关系密切，虽然高尿酸血症病人不一定就会患痛风，但痛风的某一阶段必有高尿酸血症相伴，而且高尿酸血症持续时间越长，患痛风的概率就越大。

症也不容忽视，对人群进行血尿酸普查，及时发现无症状高尿酸血症病人，对痛风的早期防治有着重要的意义。

总之，高尿酸血症是痛风最重要的生物化学基础，但它们并不是同义词，只有5%～12%的高尿酸血症病人会发展为痛风；高尿酸血症病人只有出现尿酸盐结晶沉积、关节炎和（或）肾病、肾结石等时，才能称之为痛风。痛风病人在病程中的某一阶段必有高尿酸血症的存在。但并不是在所有的发作期或静止期都存在高尿酸血症。高尿酸血症在出现关节炎、肾病、肾结石等临床表现前称为无症状性高尿酸血症。有些高尿酸血症可以持续终身，但始终不出现关节炎症和（或）肾脏损害，称之为特发性高尿酸血症。

现代医学对高尿酸血症和痛风的新认识

过去人们只知道高尿酸血症会引起痛风，但对高尿酸血症还会给机体带来哪些影响的研究却很少。近年来，由于高尿酸血症和痛风在全球的发病率都逐年上升，其发病还有年轻化的趋势，而且已成为老年人的常见病和多发病，严重危害社会人群的健康，因此有关高尿酸血症和痛风的研究越来越多，对其认识也不断深入。

近来关于高尿酸血症与代谢综合征之间的研究日益增多。代谢综合征，又称 X 综合征，是美国著名内分泌专家瑞文在 1988 年提出的著名概念，包括肥胖、高血糖、高血压和血脂异常，其核心为胰岛素抵抗引起的高胰岛素血症。随着高尿酸血症被纳入代谢综合征的范畴，高尿酸血症与代谢综合征中其他各组分之间的关系越来越受到重视，且不断有新的认识。

① 高尿酸血症与肥胖

两者关系密切，肥胖可以间接地使血尿酸水平增高，因为当机体摄入能量过多时，嘌呤合成亢进，使尿酸生成量增加；或者是由于消耗减少，造成过多的脂肪沉积于皮下、腹部或内脏器官，当劳累或饥饿时，脂肪分解产生热量供机体活动需要，而伴随脂肪分解产生的酸性代谢产物可以抑制尿酸的排泄。

② 高尿酸血症与糖尿病

长期的高尿酸血症，尿酸盐结晶可以沉积在胰岛 β 细胞中，导致 β 细胞功能受损而诱发糖尿病；而糖尿病自身的高血糖、高胰岛素血症可以抑制尿酸的排泄，而且长期的高血糖状态会损害肾功能，导致尿酸排泄减少，血尿酸水平升高。可见高尿酸血症和糖尿病两者之间互为因果，相互促进。

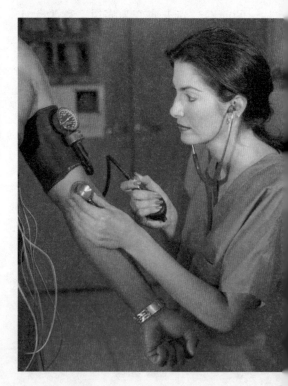

高尿酸血症不仅能导致痛风，还与其他的代谢性疾病，如糖尿病、高脂血症、肥胖等有密切的关系，能相互影响和促进。建议：（1）适当运动，控制饮食、降低体重；（2）积极治疗高尿酸血症、代谢综合征及其他各种相关疾病；（3）用药时，注意避免使用会促进尿酸生成或抑制尿酸排泄的药物，应尽量选择既能降脂，或降糖，或降压，又不影响或者能促进尿酸排泄的药物。

3 ▷ 高尿酸血症与高血压

长期的高血压可导致肾小球动脉硬化，肾血管阻力增加，有效血流量减少，肾小管因缺氧而引起乳酸生成增加，乳酸对尿酸的排泄有竞争抑制的作用，使尿酸排出减少，造成尿酸潴留，进而引起高尿酸血症。某些用于降压的利尿药也可使尿酸排出减少，导致血尿酸水平升高。

4 ▷ 高尿酸血症与血脂异常

摄入富含三酰甘油的食物，嘌呤合成亢进，尿酸生成增加；升高的血尿酸水平可以促进低密度脂蛋白胆固醇的氧化和脂质的过氧化，导致血脂增高。高尿酸血症和血脂增高均为心血管疾病的重要危险因素。

另外，高尿酸血症与代谢综合征各部分之间的密切关系可能有着共同的土壤——胰岛素抵抗，但是有关胰岛素抵抗与血尿酸水平升高之间的机制尚不清楚，有待进一步研究。

不同人种高尿酸血症和痛风的发病率相同吗？

不同种族的高尿酸血症和痛风的发病率有一定的差异。

亚洲黄种人的发病率较白种人低，在我国及其他黄种人国家中，高尿酸血症和痛风的发病率低于西方白种人，但个别生活方式接近西方的中国人血尿酸水平较高，甚至可高于白种人；黑种人高尿酸血症和痛风的患病率较白种人高，即使在经济水平并

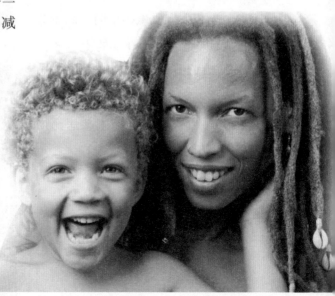

不发达的非洲黑人中，痛风的患病率也比较高，有人认为痛风是非洲的一种常见病。新西兰的毛利人和印度尼西亚的爪哇岛居民痛风患病率均高于当地其他人群；我国台湾省中部的土著居民，其痛风的患病率也高于当地其他人群。

痛风发病的种族差异与遗传背景有关，比如印度尼西亚的爪哇岛的痛风患病率为1.7%，接近白种人水平，远远超过经济模式和生活方式更为工业化的日本和中国上海地区。而且爪哇岛80%的痛风病人居住在农村，他们的生活方式并不西化。在我国台湾省，土著人痛风患病率明显高于非土著人，年龄大于60岁的土著居民与其他民族相比，更易患痛风；我国台湾省的汉族人高尿酸血症的患病率为17%～26%，而台湾土著居民患病率则高达50%。

种族因素造成的痛风发病率的不同还与饮食结构、生活方式等密切相关。例如在历史上，痛风主要在欧美地区流行，多见于白种人。而亚洲地区则很少出现痛风病例。第二次世界大战以后，亚洲经济发展迅速，饮食习惯和生活方式逐渐西化，故黄种人高尿酸血症和痛风的患病率明显上升，尤其是在我国台湾地区，痛风病人比比皆是。

▶ 提示

不同种族的遗传基因、生活方式和文化是有一定差异的，因此不同种族的痛风患病率也会有一定的差异。

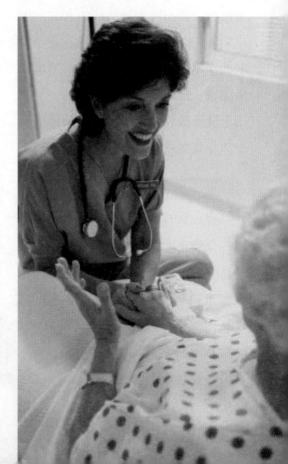

为什么我国高尿酸血症病人和痛风病人越来越多？

在我国吃鱼吃肉需要凭票供应的年代，是很难见到高尿酸血症和痛风的。为什么高尿酸血症和痛风的发病率现在越来越高？这是因为多数的高尿酸血症，是以进食高嘌呤饮食为前提的。嘌呤代谢紊乱导致尿酸生成增多是引起痛风的原因之一，因此要想知道高尿酸血症和痛风在中国逐渐盛行的原因，我们首先要了解与其密切相关的问题：尿酸是从哪里来的？尿酸主要来自两个途径，一是外源性，即从食物中获得；二是内源性，即机体自身合成的尿酸。在痛风发病中起重要作用的是前者。虽然机体自身合成的尿酸占人体尿酸总量的80％，但是几乎都被机体利用，而食源性嘌呤合成的尿酸，极少被机体利用，所以虽然只占体内尿酸总量的20％，但它却是形成高尿酸血症的主要因素之一。摄入含嘌呤的食物越多，生成尿酸的量也越多，血尿酸水平随之升高，这就是近年来国人高尿酸血症和痛风发病率上升的主要原因所在。

在历史上，高尿酸血症和痛风主要在欧美经济发达地区流行，由此可见，痛风的发病与经济发展密切相关。以往我国人民的生活水平较低，以大米和蔬菜为主食，嘌呤含量低，故高尿酸血症和痛风在我国非常罕见。1958年以前，我国的医学杂志仅报道了25例痛风病例；20世纪80年代后，我国痛风的患病率迅速上升。尤其是近年来，随着我国经济的迅速发展，人们生活水平大幅度提高，饮食结构和生活方式逐渐西化，生活的节奏越来越快，摄入大量的肉类和海产品等高嘌呤食物，应酬多、饮酒多、运动减少等均使我国高尿酸血症和痛风病人越来越多。20世纪90年代以后我国沿海及经济发达地区关于高尿酸血症的研究结果显示，其发病率均在迅速上升。

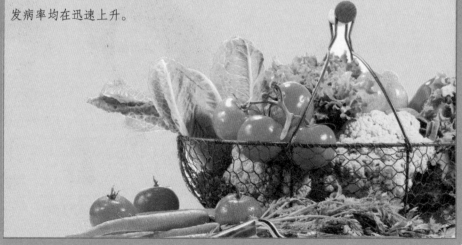

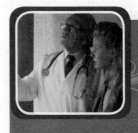

痛风并发症

痛风对人体危害极大，严重者可造成关节活动障碍和畸形，或引起肾绞痛、血尿肾直至引发肾衰竭，部分病人会有高血压、高血脂、糖尿病等并发症。

痛风性关节炎

痛风的常见病变包括痛风性关节炎、痛风石和痛风性肾病等，以下将详细论述。

痛风性关节炎是众多类型关节炎中的一种，是由于血尿酸超过生理状况下的饱和度，尿酸盐在关节及其周围组织中沉积，刺激关节并引起一系列炎症反应所造成的关节疾病。痛风性关节炎可以分为急性痛风性关节炎和慢性痛风性关节炎两种类型。前者发作骤然，症状明显，疼痛剧烈，部位集中，受累关节表现为红、热、肿胀，持续时间较短，一般1～2天或几天，严重者数周，可自行缓解，不留后遗症。急性期症状缓解后即进入无症状期，又称痛风间歇期。间歇期可长可短，进入间歇期后，病人可因为高嘌呤饮食、劳累、外伤等诱因而复发，如病情反复，关节受损，且受累关节增加，最后会转为慢性痛风性

关节炎。慢性痛风性关节炎往往不可恢复，关节损害不断加重，出现关节畸形和活动障碍。急性痛风性关节炎和慢性痛风性关节炎有密切联系，均属于痛风病程中不同阶段的表现，后者病理损害更严重，前者往往最终发展为后者。为了防止急性痛风性关节炎转为慢性，必须采取有效的治疗措施，控制急性发作症状，并将急性关节炎的发作次数控制到最低限度，彻底控制高尿酸血症。

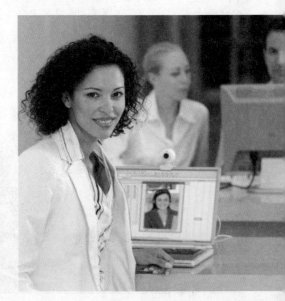

脚趾及趾关节是痛风性关节炎最容易发病的部位，其中又以脚拇趾关节最为常见，其次为跗、踝、跟、手指关节、掌指关节及腕、肘、膝关节等。较大的关节如髋、肩、骶髂等受累机会较少，而下颌、胸锁、脊柱、胸肋等关节发生痛风性关节炎则更为少见。痛风性关节炎主要侵犯手、脚、踝、腕等人体末端的小关节，而躯干部位的关节较少发生痛风性关节炎，这是因为这些末端的小关节具有以下有利于血尿酸沉积的特点：

末端小关节皮下脂肪很少，血液循环差，皮肤温度较躯干部位低，血尿酸易于沉积。

末端小关节由于血循环较差，组织相对缺氧，局部 pH 值（酸碱度）稍低，亦有利于尿酸沉积。躯干部的关节如髋、骶、脊柱、胸肋等局部均有肌肉及较多的脂肪组织包围，温度比末端四肢的小关节高，血管也较丰富，血循环较末端关节好，局部 pH 值较高，因而尿酸不易沉积，发生痛风性关节炎及痛风石的机会就少。

外伤性关节炎多见于男性，所以痛风性关节炎在初发时，尤其是有扭伤病史的病人，要与外伤性关节炎相区别。外伤性关节炎有较重受伤史，疼痛较剧烈，但血尿酸不高，关节滑

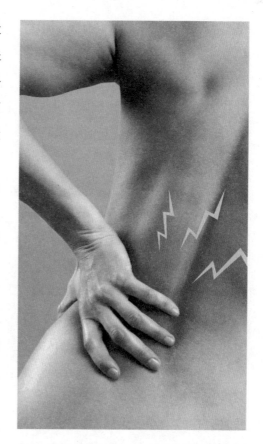

囊液穿刺检查，白细胞内无尿酸钠结晶，有时穿刺液呈血性。如果外伤后有破溃，则可引起化脓性关节炎。

痛风石

在痛风病人的发病过程中，会出现一种坚硬如石的结节，称为痛风石，又名痛风结节。它是尿酸钠结晶沉积于软组织，引起慢性炎症及纤维组织增生形成的结节肿。

痛风石是由于人体血液中的尿酸浓度太高，尿酸盐在过饱和状态下以

结晶的形式沉积于软骨、滑膜、肌腱、关节或关节周围皮下软组织中形成的黄白色结节。病理学上，痛风石是因针状尿酸盐晶体被单核细胞、上皮细胞、巨噬细胞围绕而引起的组织断裂，此时纤维变性，形成了异物结节状皮下硬结。

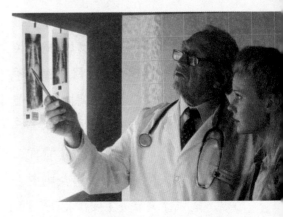

痛风石的形成与高尿酸血症的程度及持续时间密切相关，而血尿酸的溶解度与环境的 pH 值、体表温度、血液循环情况等有关。这也是痛风石产生的相关因素。同时，部位的受累、负重程度也是关键因素。目前认为，痛风发病的年龄越小、病程越长、血尿酸水平越高、关节炎发作越频繁、早期发作时治疗效果越差，就越容易出现痛风石，并且痛风石出现得也越早、越快、越大。当血尿酸水平不超过 480 微摩尔 / 升，几乎没有痛风病人出现痛风石，而当血尿酸水平超过 535 微摩尔 / 升时，大约有 50% 病人出现痛风石。同时，高尿酸血症持续时间越长，越容易出现痛风石。早期痛风性关节炎病人往往很少出现痛风石。

除中枢神经系统由于血脑屏障作用，血尿酸浓度低于其他部位，无痛风石形成外，人体几乎任何组织均可发生痛风石。痛风石常见于关节内及关节周围，如软骨、滑膜、骨骼、肌腱、韧带、关节囊、皮下脂肪和皮肤等。最容易发的部位是手足附近、耳郭，尤其是跖趾关节、跖关节、踝关节、足背，以及手指关节、掌指关节、腕关节、手背部等处。其次是膝关节附近、肘关节等处，而躯干部，如胸、腹、背、腰、臀、肩和四肢的大腿、上臂等极少见。内脏痛风石的发生，主要见于肾脏和胆囊，有时可见于输尿管和膀胱。痛风石大小不一，小的如芝麻，大的如鸡蛋。

痛风石多见于痛风发病后的某个时期，平均为 10 年左右。总之，血尿酸浓度越高，病程越长，痛风石的发生率越高。

一般不经过治疗，痛风石不会自行消失，只能随疾病的加重而逐渐增多、增大。对于首次发现的较小痛风石，经积极治疗，可使血尿酸长期控制在正常范围内，痛风石有望消散。

这是因为痛风石形成时间较短，其结节内沉积的尿酸盐结晶尚能与血液的尿酸盐自由交换，经排尿酸治疗后，结节内的尿酸盐被吸收入血，经肾脏转化为尿液排出体外。但长期存在的较大痛风石，因发生纤维化、钙化，此时结节变硬，不能自行变小或消失，需要手术治疗。总之，痛风石越大，持续时间越长，数量越多，则消散的可能性就越小。

一般来说，痛风石出现后会慢慢由小变大，尿酸盐结晶逐渐增多，内压增高，常常会使局部皮肤膨胀、紧绷、发亮、变薄，加上尿酸盐结晶的侵蚀作用，会使皮肤的完整结构受到破坏，抗牵拉性能下降。覆盖在痛风石上的皮肤一旦经摩擦、受压、受冻或创伤可发生溃烂，会见到牙膏样白色尿酸盐结晶从破溃处流出来，流出的尿酸盐结晶可经偏光显微镜查见。破溃处可形成瘘管。瘘管周围组织由于尿酸盐结晶的刺激而呈慢性炎症性肉芽肿。另外，破溃处因创口开裂可继发细菌感染，形成慢性化脓性病灶。破溃处由于血液循环细胞再生能力弱，加上感染和慢性肉芽肿等原因，难以自行愈合。痛风石仅仅是尿酸盐结晶沉积形成的皮下结节，不会发生恶变。

痛风肾

肾脏是痛风病人关节以外最常见的病损部位，主要包括结晶沉积导致的痛风肾和尿酸盐肾结石。此外，高尿酸血症本身就可直接使肾间质变性。痛风肾包括下述几种肾脏病变，由于其发病机制不同，治疗方法也略有差异。

1 慢性痛风性肾病

包括间质性肾炎和肾小球肾炎两种，其治疗原则相仿。肾脏功能正常，且尿酸排出在正常范围者，治疗以选用尿酸促排药为主，亦可合并应用尿酸生成抑制药。如尿酸排出增多或肾功能受损，则首选别嘌呤醇。重视碱化尿液和保持尿量充沛，禁用影响尿酸排泄的药物，并酌情采用预防急性

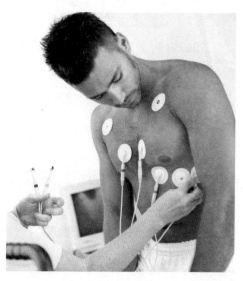

发作药。慢性痛风性肾病多见于中年以上男性，约30%伴有痛风性关节炎，但肾脏病变又因痛风性关节炎程度的不同而不同。25%左右的病人有尿酸性结石，约半数病人有高血压症、动脉硬化、脑血管病和冠心病。其肾脏病早期多无明显症状，肾小管浓缩功能减退。病人常有腰部酸痛、轻度水肿、中度血压升高等表现，以后可出现轻度蛋白尿及镜下血尿。晚期表现为肾小球受累，滤过率下降，肾功能持续恶化，最终发展至慢性肾衰竭。

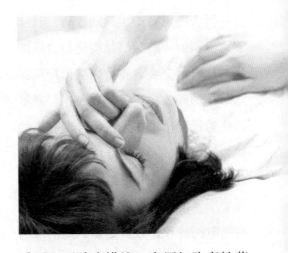

② 急性尿酸性肾病

急性尿酸性肾病见于血尿酸浓度急速增高情况下，多因细胞被破坏释放出大量核蛋白进入嘌呤代谢途径，导致尿酸生成迅速增加。常见有以下几种情况：

（1）骨髓增生性疾病

如白血病、多发性骨髓瘤、实质脏器肿瘤广泛转移；组织破坏、核酸分解代谢亢进；恶性肿瘤化疗所致细胞坏死、核酸释放等。

（2）缺氧、缺血

溶血性贫血、真性红细胞增多症等引起红细胞代谢率增快，癫痫持续状态引起缺氧、缺血致使细胞损害等。

对于急性尿酸性肾病，临床常采用以下治疗措施：在用细胞毒性药物前，给予足量别嘌呤醇；原发病治疗采用硫唑嘌呤或6-巯基嘌呤时，由于别嘌呤醇能抑制其灭活，故应减少剂量；给予5%碳酸氢钠250毫升静滴，每日1次；睡觉前内服乙酰唑胺0.25～0.5克，尽量保持碱性尿液；给予渗透性利尿加20%甘露醇，250～500毫升，静滴以利尿、保持肾功能健全为主；不能忍受别嘌呤醇者，可给予尿酸盐氧化酶1000u/d，肌注或静滴，使尿酸盐氧化成尿囊素排出体外；如发生急性肾衰竭，则予腹膜透析后再进行血液透析治疗。

③ 尿酸性肾结石

痛风和高尿酸血症病人容易出现肾结石。美国最新的研究显示，在20岁以上的成年人中，肾结石和痛风的患病率分别为5.6%和2.7%，但在肾结石病人中，痛风的患病率高达8.6%。痛风病人的肾结石患病率更高，可达13.9%。以前的研究也证实，血尿酸水平与肾结石发生率密切相关。在痛风病人发生的肾结石中，最常见的是尿酸性结石，在肾结石中占第一位，占所有结石的5%～35%。在原发性痛风病人中，约20%有尿酸性肾结石；在继发性痛风病人中，则高达40%。结石的主要成分是尿酸盐（59.7%），其次是蛋白质、多糖等有机成分（28%），以及钠（9%）、钾（3%）、钙（0.2%）和极微量的铁、镁、磷等。

尿酸性尿路结石的产生与以下因素有关。

（1）尿液的pH值：尿液pH值一般在5.5～6.0，当尿液pH值高于7.0时，尿酸盐最高溶解度为12微摩尔／升，如果pH值为4.5～5.0时，尿酸呈非离子游离形式，溶解度明显降低，仅为4微摩尔／升，易形成尿酸结石。所以，碱化尿液，升高尿液pH值是防止尿酸性结石形成、沉积的有效方法。

（2）尿量：尿液可以将体内的代谢产物排出体外，包括尿酸。当尿量降低，尿酸不能及时排出，尿液中尿酸浓度相对增高，超过尿酸饱和度，易于结晶沉积。所以，多饮水可预防尿酸性结石的产生。

（3）尿液中尿酸水平：当尿液中尿酸水平超过尿液中尿酸溶解度时，就容易形成结晶而沉积。降低尿液中尿酸的浓度是预防尿酸性结石的根本。

尿酸性尿路结石由于尿酸未能及时排出，尿中尿酸呈超饱和状态，尿呈持续酸性所致，故碱化尿液和大量饮水就具有特别意义。治疗措施包括监测尿液pH值，以碳酸氢钠、枸橼酸钠或碱性喝剂碱化尿酸，维持pH值为6.2～6.5；每日饮水3升以上，维持尿量2～3升，以降低尿中尿酸等溶质的浓度。

肥胖症

与痛风并发的病症当中，高脂血症、糖尿病也和痛风一样，是体内新

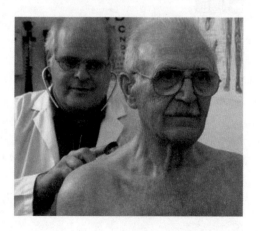

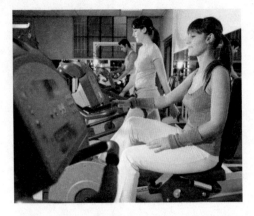

陈代谢发生异常而引起的，不少人同时患有以上两种或三种病，而且他们当中有许多人都患有肥胖症。

肥胖，可以说是痛风、高脂血症、糖尿病的"序幕"。

标准体重的计算方法有很多种，其中适用于东方人的是布罗卡法，即（身高 −100）× 0.9= 体重（千克）。用这种方法计算出来的体重为标准体重，如果实际体重超过标准体重20%以上时，就称为肥胖。有些痛风病人的体重虽然超出标准体重很多，

▶ 提示

肥胖会引起细胞的肥大，使其对胰岛素的感受能力降低，因此，这种人的胰岛带通滤波器比普通人分泌得多。如果长期处于这种胰岛素过剩分泌的状态，那么胰岛分泌细胞就会疲软，进而不能分泌处理糖分所必需的胰岛素，使得尿液中出现糖分。然而，这种情况，只要控制好体重，还是可以治疗好的。

但从外观上来看，还是给人一种肌肉结实的感觉。尿酸的新陈代谢与肥胖之间的关系尚不清楚。在同样肥胖的状况下，肌肉越结实，尿酸值也就越高。

所以，仅仅以身高和体重计算出来的肥胖指标，不一定适合每一个人。相反，更迫切需要了解的是脂肪组织的增加量或脂肪和肌肉的比例。因此，人们开始利用电脑断层摄影（CT）测定脂肪量或脂肪和肌肉的比例，再根据这些数值分析脂肪量或肌肉量与新陈代谢之间的关系。

肥胖与痛风两者之间有一点不能忽视的就是，减肥速度过快，容易引起尿酸急剧增加，导致痛风的发作。

这是因为当减肥过度时，体内脂肪的新陈代谢加快，它阻止了尿酸的正常排泄，使体内的尿酸增加。总之，不论是痛风或者高尿酸血症病人，如果你是一位比较肥胖的人，那么千万不要急于减肥，要保持均衡的饮食，减肥速度以每月3千克以下为宜。

高血压

痛风病人的体形大多较为肥胖，体内蓄积过多的脂肪容易使动脉硬化而引起高血压；且由于痛风病人日常饮食偏向于摄取高脂、高热量食物，

因此体内的中性脂肪含量相当高，胆固醇值通常超过正常标准，因此痛风病人也是高血压病的多发群体之一。

高血压病并发痛风可以应用缬沙坦治疗，缬沙坦是能够在降低血压的同时降低血尿酸水平的血管紧张素受体拮抗剂。其降压作用平稳、持久，对心率、血糖、血脂无明显影响，对心脏、血管、脑、肾脏亦有保护作用。其作用机制是通过促进尿酸的排出，使血尿酸水平下降。高血压病人不宜使用抑制尿酸排泄的抗高血压药物，如噻嗪类利尿剂及含噻嗪类利尿剂的复方制剂，以及水杨酸类药物如阿司匹林等。

糖尿病

痛风病人发生糖尿病的概率比一般正常人约高 2 ～ 3 倍。痛风和糖尿病均为代谢性疾病，其发生都与体内糖、脂肪、蛋白质等的代谢紊乱有关。痛风病人易患糖尿病的原因还与遗传缺陷、肥胖、营养过剩及缺乏运动等有直接的关系。此外，有关报道还认为，血尿酸升高可能与直接损害胰岛细胞，影响胰岛素分泌而导致糖尿病有关。

糖尿病是由于体内缺乏胰岛素而不能有效地处理糖，使糖直接排到尿液里的一种疾病。如果置之不理，就会给神经或视网膜、肾脏等器官带来损害。

糖尿病有胰岛素依赖型和非胰岛素依赖型，其中与痛风相关的是非胰岛素依赖型。这种类型的糖尿病，虽然有其遗传因素，但同时也受过饱、运动量不足等后天因素的影响。

缺血性心脏病

缺血性心脏疾病又称冠状动脉粥样硬化性心脏病，简称冠心病。主要包括心绞痛和心肌梗死，是供给心脏肌肉氧气和营养物质的冠状动脉出现动脉硬化，使血液不顺畅而引起的心肌工作不良或部分心肌坏死的疾病。

心绞痛与心肌梗死如何区别呢？简单说来如果是心绞痛，就会觉得胸

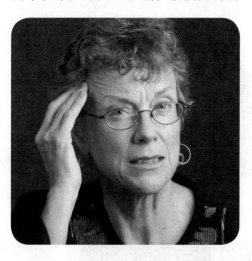

部似乎被勒紧了，呼吸特别困难；如果是心肌梗死，就会觉得胸部有十分强烈的疼痛，有时甚至有一种死亡的感觉。特别是患了心肌梗死之后，不少人死于发作后的 24 小时以内。

动脉硬化随着年龄的增加有一定程度的差别，但是谁都有可能患此病。而且，这种缺血性心脏疾病在前期没有什么症状，只是悄悄地发展，等到发现的时候已经晚了。

但是，动脉硬化的发展速度根据各种条件有所不同。最近的统计资料显示，痛风病人中死于缺血性心脏疾病的人数是因其他原因死亡人数的两倍以上。又根据美国的调查表明，高尿酸血症病人的缺血性心脏疾病的发病率，是正常人的 2 倍。甚至，近期的研究表明，尿酸本身会直接促进动脉硬化。

痛风病人合并冠心病的发病率是非痛风病人的两倍。痛风病人易合并冠心病的原因是尿酸直接沉积于动脉血管壁，损伤动脉内膜，刺激血管内皮细胞增生，诱发血脂在动

脉管壁沉积而引起动脉硬化。所以，高尿酸血症应被视为容易导致动脉硬化及冠心病的危险因素之一。痛风病人的心脏血管容易发生动脉硬化，导致血液无法充分送达心脏，血液循环功能不良，引起心绞痛、心肌梗死等心脏病的概率就特别高。尤其是原本就患有高脂血症的痛风病人更容易发生各种心脏疾病。

除此之外，A 型性格的人也被认为是容易患缺血性心脏疾病的人，这是从心理要素方面分析的结果。所谓 A 型性格的人就是性急、好斗、活跃的人，在痛风病人中这类性格的人很多。

总之，有很多因素影响动脉硬化，它们互相发生复杂的作用，促使血管发生病变。因此，重要的是每个人要弄清并尽量减少这些危险因素。

高脂血症

高脂血症也和肥胖症一样，是容易与痛风并发的由新陈代谢异常引起的一种疾病。患有高脂血症的病人，较常出现血液中的脂肪或胆固醇、中性脂肪异常增多的现象。

因为胆固醇或中性脂肪质不溶于水，所以它们与蛋白质结合，在血

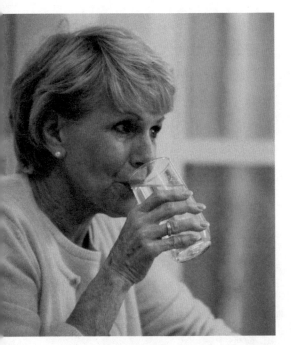

液中以一种叫脂肪蛋白的粒子形态存在。这种粒子根据大小和比重分为包括微乳糜在内的超低比重脂肪蛋白、低比重脂肪蛋白和高比重脂肪蛋白等。微乳糜和超低比重脂肪蛋白是含有大量中性脂肪的粒子；低比重脂肪蛋白是含有大量胆固醇的粒子；高比重脂肪蛋白则是含有大量磷脂质的粒子。

高脂血症根据这些粒子的增加情况，可分为6个类型。其中最常见的是中性脂肪增加的类型，如果检查此类型的脂肪蛋白，就会发现超低比重脂肪蛋白增加了。超低比重脂肪蛋白的合成速度在酒精的作用下会加快，之所以要避免过量饮酒，原因也就在

这里。但是，在不喝酒的人当中也有不少此类型的病例发生，因此，遗传也是一个重要的因素。

当人们患了痛风以后，高比重的脂肪蛋白胆固醇会减少，容易引起动脉硬化。这样一来，痛风和高脂血症病人就容易患上心肌梗死、心绞痛等缺血性心脏疾病。

经研究发现，酒精有增加胆固醇的作用。痛风病人当中，很多人都嗜酒，他们之间到底有什么关系呢？答案在于饮酒导致人体很难吸收高热量食物。中性脂肪比较多（所占比重大）的人，只要控制其酒量或糖质食品，血液中的中性脂肪会减少很多，同时又可以促进脂肪蛋白的新陈代谢。

动脉硬化

肥胖、高脂血症、高血压病和糖尿病本身就与动脉硬化的发生有密切关系。据资料统计，因动脉硬化而发生急性脑血管病的病人中，100例中就有42例患有高尿酸血症，说明动脉硬化与痛风之间有很大的联系。

临床病例表明，痛风病人容易并发肥胖症、糖尿病、高脂血症、高血压病、冠心病，而这些病又进一步促使动脉硬化的发展。

类风湿性关节炎

痛风与类风湿性关节炎完全可能并发。在我国医学文献上，已有多例报告，但总的来说，这种合并存在的情况还是比较少的。

根据资料统计，148 例痛风病人，合并类风湿性关节炎者 8 例，发生率大约为 5%。这 8 例中有 3 例是女性。当这两种性质不同的关节炎合并存在时，临床的表现变得复杂而不典型，有的先患类风湿性关节炎，后又患痛风性关节炎；有的则先患痛风性关节炎，而后又发现患了类风湿性关节炎；有的则病史不明确，不知道哪一种关节炎在先，在就诊时发现两种关节炎同时存在。对于患痛风性关节炎的病人来说，如果除了典型的关节炎发作外，尚有以下症状存在，即多发性的小关节炎，尤其是双手指及指掌关节炎发作；指关节呈梭形肿胀，有僵硬感；用秋水仙碱及降血尿酸药物可使血尿酸降至正常，但关节炎疼痛改善不明显

时，应怀疑是否合并有类风湿性关节炎存在。女性病人尤应注意这个可能性。此时应去医院做有关类风湿性关节炎方面检查，以早日诊断治疗。另一方面，如果类风湿性关节炎病人用抗类风湿药物治疗无明显效果，关节炎波及脚趾关节，尤其是关节周围出现结节（特别是耳郭部位）时，则应考虑是否合并痛风，应及时测定尿酸，并对结节进行穿刺治疗。如血尿酸值明显升高，结节穿刺发现白色的尿酸结晶，则合并痛风性关节炎的诊断确定无疑。

肝脏疾病

大量的研究资料显示，痛风病人容易合并肝大或肝功能异常。

据报道，痛风病人合并肝肿大或肝功能异常，其发生率分别为 32% ~ 58%。国外许多痛风病人的肝穿刺病理检查报告显示，病理改变中，脂肪肝占 90%，间质炎症占 64%，主要表现为肝细胞混浊、水肿，中心小叶脂肪浸润、沉积，周围毛细

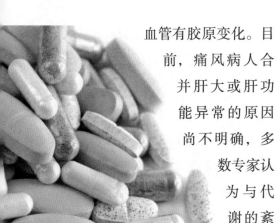

血管有胶原变化。目前，痛风病人合并肝大或肝功能异常的原因尚不明确，多数专家认为与代谢的紊乱有关；也有学者认为，是由于如别嘌呤醇等长期使用治疗痛风的药物所造成的不良反应。

腹　泻

据统计，大约5%～20%的慢性痛风病人常出现腹泻。可能原因包括代谢紊乱后胰脏分泌消化酶减少、过量服用含镁的抗酸剂、上消化道内细菌过多（正常情况下是没有的）等，但确切原因还不清楚。

也有人认为，痛风性腹泻是由于调控肠道蠕动的神经受到损害引起的，所以要治疗腹泻，最好还是请医生根据不同的情况采取不同的措施。比如，若腹泻是由于消化酶过少引起的，只需在吃饭的时候服用酶片就能解决问题。如果腹泻的原因不明，仍然可以采用一些办法，像增加大便硬度和减少肠道蠕动等。总之，无论导致腹泻的原因是什么，都应该认真对待这一问题，也值得花一点时间去做一下检查，因为治愈腹泻还是比较容易的。

全身性骨质疏松、骨折

痛风时的高尿酸血症，主要对关节局部的骨质和关节附属组织造成损害，即痛风性关节炎，一般不引起全身性骨质疏松，也不会直接引起骨折。

痛风病人发生骨质疏松，主要见于下列几种情况：（1）年龄较大的痛风病人，尤其是60岁以上者，发生了老年性骨质疏松。（2）痛风造成了肾脏损害，即尿酸性肾病，使肾功能受损，肾脏合成维生素D的能力下降，因而影响了肠道对钙的吸收，导致血钙下降。为了维持血钙的正常，骨中的钙释放入血中，于是造成骨脱钙和骨质疏松，临床上称之为肾性骨病。（3）痛风病人如果关节炎已导致关节畸形和活动障碍，经常卧床不起，则可由于活动减少而造成失用性骨质疏松。这种情况造成的骨质疏松，一旦恢复正常体力劳动，就可逐渐复原。而前面两种情况造成的骨质疏松较难复原。

急性关节炎

急性关节炎常是痛风的首发症状，是尿酸盐结晶、沉积引起的炎症反应。

引起急性关炎节的尿酸盐结晶来源主要有两个方面：

1. 过饱和的尿酸释放到关节液中。正常情况下 pH 值为 7.4，温度 37℃时尿酸钠的溶解度为 38 微摩尔/升。血尿酸过高，与血浆白蛋白、α_1 球蛋白、α_2 球蛋白结合减少，加之关节局部 pH 值、温度降低等，尿酸盐结晶析离。

2. 关节滑膜上的痛风微小结节崩落（结晶脱落）。析出的结晶激活了 Hageman 因子（凝血因子的一种）、5-羟色胺、血管紧张素、缓激肽、花生四烯酸及补体系统；又可趋化白细胞，使之释放白细胞三烯 B4（LTB4）和糖蛋白化学趋化因子；单核细胞也可在刺激后释放白细胞介素 1 等，从而引发关节炎的发作。

典型痛风发作起病急骤，多于午夜因剧痛而惊醒，其中 90% 为单一关节，偶尔双侧或多关节同时或先后受累，呈红肿热痛，疼痛可剧烈似刀割样，稍有活动疼痛可加剧，因而关节活动受限，关节局部明显肿胀、充血，皮肤呈桃红色，压之可褪色，并有压痛。有的病人尚有局部皮肤的感觉异常，如发麻、灼热感、跳动感等。局部皮肤温度升高，因此大多数病变关节局部怕热，不能盖被或热敷，而喜用冷敷，仅有少数病人感到病变局部畏寒、喜热。可有关节腔积液，也可伴不同程度的发热、头痛、周身不适、食欲减退、白细胞增多等全身症状。发热可为低热、中度热，也可高达 39℃以上。首次发作的痛风性关节炎往往有比较明显的全身症状。随着病程的延长和发作次数的累积，全身症状可逐渐减轻，而以局部症状为主要表现。发作常呈自限性，数小时、数天、数周自然缓解，缓解时局部可出现本病特有的脱屑和瘙痒表现。缓解期可数月、数年乃至终身。但多数反复发作，甚至到慢性关节炎阶段。个别者无缓解期直接进入慢性关节炎期。一般疼痛明显，少数症状轻微。在痛风病早期，急性关节炎发作后关节可恢复正常，一般不会引起关节变形，但随着急性关节炎反复发作会逐渐进展为慢性关节炎期，如果在此基础上反复出现急性发作，就会加重关节损伤，造成关节变形，活动受限。

　　痛风性关节炎发作过后一般不遗留什么后遗症状。在首次发作后，痛风性关节炎常可反复急性发作，数天后又逐渐缓解。

　　由于在痛风自然病程中这个阶段一般与痛风性关节炎首次发作时间间隔比较短，而且病情相对后两期较轻，也没有伴随肾脏的病变，我们称它是"痛风早期"。但如果痛风病人能积极配合医师接受治疗，降低尿酸，预防以后痛风性关节炎的反复发作，让疾病长期停留在早期当然不会有什么问题！

　　痛风中期：痛风性关节炎反复发作，长期的炎症反应引起关节不同程度的骨质破坏和活动障碍。这个阶段的痛风病人病情较重，关节活动障碍给病人日常生活造成了很大影响。由于病人的活动范围受到限制，活动量也减少，所以病人体质越来越差，继而痛风更容易复发，形成恶性循环。仅仅单次的痛风发作不会给患病关节造成特别严重的破坏（在痛风早期痛风发作过后可以不遗留任何关节症状），但痛风作为终身性疾病将长期持续存在，如果反复发作，那么关节的破坏过程也将持续，长此以往关节所受的破坏不堪设想。关节功能是影响痛风病人生活质量的重要因素之一，如果我们能自由活动，就可以逛公园、走亲戚，就能参加各种文体活动。但如果活动受到限制呢？我们很难想象功能严重受损病人的处境！总之，保护关节的功能是我们痛风中期病人的重要任务。

　　痛风晚期：这是痛风发展最为严重的阶段，常常是由于病人医疗条件差、不能及时就医耽误了痛风治疗时机以及痛风反复发作而引起。到了这一阶段，病人关节畸形和功能障碍已经非常明显，痛风石数量多、体积大，肾脏功能明显减退。因为此时病人整体状况差，治疗起来要比前几期困难得多，但说痛风晚期就是终末期也是不恰当的，晚期的痛风病人只要积极治疗，同样可以带病延年。

　　痛风的分期只是人为地将痛风分成几个阶段，其实，痛风的发展是连续的过程，即便有时我们还没有见到明显的症状变化，人体内的环境也已经发生了巨大改变。长期的尿酸和肾脏功能检测可以为我们提供更加精确的数据，而如果将分期与尿酸、肾功能等指标相结合则能从宏观和微观两个方面对痛风进行监测，更有利于指导痛风的治疗。

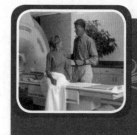

痛风的诊断

痛风虽是临床上比较常见的疾病，但由于其表现多种多样，特别是在早发症状期，更易与类风湿性关节炎、创伤性关节炎等混淆。所以，对痛风的正确诊断尤为重要。

如何诊断痛风？

为了最大限度地避免痛风的误诊、漏诊，在诊断时应重点注意以下几个方面。

1 注意痛风发生的常见相关背景

（1）关节疼痛。若病人特别是中老年男性，突然出现脚拇趾关节或踝关节、足背等单个关节的剧烈疼痛、活动障碍，可考虑痛风的可能。

（2）有反复发作的泌尿系统结石。

（3）因为饮食或劳累而突发的关节疼痛。如在食用大量富含高嘌呤、蛋白质的食物（动物内脏，虾、贝类等），或在大量饮酒后出现的关节疼痛，可考虑痛风的可能。

（4）家族中有痛风病人的个体。

（5）有肥胖、糖尿病、冠心病等相关疾病者。

（6）长期居住在高原、寒冷地区者。

（7）有慢性肾脏疾病，或者其他代谢性疾病者。

2 进行适当的实验室检查

在考虑上述相关背景之后，怀疑痛风者可进行适当的实验室检查，然后对检查结果进行综合分析。

血中尿酸水平的增高是诊断痛风的依据。但在一些情况下，如病人疼痛已经数日，有明显的摄食量减少，

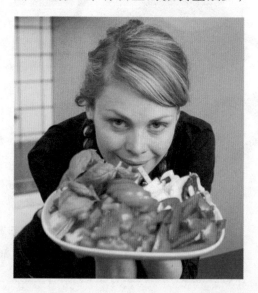

用过糖皮质激素等情况下，血尿酸可以控制。此时应结合其他病史，定期复查。

通过 X 线片可以发现关节面附近的骨骼部出现凿状圆形缺损的阴影，不过这常常见于痛风病程长、慢性反复发作者。如果是首次发病者，则很少会出现这样的改变。

此外，还可以进行如关节腔镜检查等特殊手段来确诊。

对于痛风病的确诊，还可参考美国风湿病学会 1977 年制订的痛风诊断标准。

（1）急性关节炎发作 1 次以上，在 1 天内即达到发作高峰。

（2）急性关节炎局限于个别关节。整个关节呈暗红色。第一拇指关节肿痛。

（3）单侧跗骨关节炎急性发作。

（4）有痛风石。

（5）高尿酸血症。

（6）非对称性关节肿痛。

（7）发作可自行停止。

具备上述条件 3 条以上，并且排除了继发性痛风者可以确诊。

痛风病人要做哪些常规检查？

痛风病人应当定期检查血尿酸、肾功能等指标，除此之外，由于痛风常常与高血压、高血脂、糖尿病及心脑血管疾病等同时存在，当发现血尿酸水平增高时，还需要做比较全面的检查包括血糖、血压、血脂等，并定期随访。

1 血尿酸检查

首先应当检查血尿酸水平，这对明确诊断有重要的意义。当血尿酸持续高浓度或急剧波动时，呈饱和状态的血尿酸会结晶沉积在组织中，引起痛风的症状和体征。绝大多数痛风发作的病人血尿酸水平明显升高。极少数的痛风急性发作的病人血尿酸水平正常，但在痛风急性发作之后，如果多次随访血尿酸水平，仍然可以发现血尿酸水平升高。在痛风发作的间歇期和慢性期，多数病人的血尿酸也是升高的。

2 尿液尿酸检查

对于肾功能正常的痛风病人，尿液中尿酸排出量应是升高的，所以测定尿液中尿酸含量应该说对痛风的诊断有一定的意义。通过尿液的尿酸测定，可以初步判定高尿酸血症的分型，有助于降尿酸药物的选择以及鉴别尿路结石的性质。24小时尿液尿酸排泄增多有助于对痛风性肾病与慢性肾小球肾炎所致的肾衰竭进行鉴别。

3 X线检查

早期的急性关节炎不一定有骨质的改变，在X线上可以仅仅发现软组织的肿胀。而反复发作进入慢性关节炎期的病人，可以出现骨质改变，在X线片上可以看到骨质的破坏。

4 肾脏病变的检查

痛风反复发作得不到良好控制的病人可能出现尿路结石、肾功能的损伤甚至发生肾衰竭。检查尿常规、肾功能、肾脏超声、腹部平片、静脉肾盂造影、病理检查等等可以明确肾脏病变，损伤的程度及结石的部位等。

5 穿刺

对关节滑囊液或者怀疑是痛风石的结节进行穿刺，可以明确内容物是否为尿酸盐，这对诊断痛风具有极大的价值。如绝大多数处于间歇期的痛风病人进行关节滑囊炎检查，可以见到尿酸盐结晶体，这对痛风病具有确

诊意义。穿刺和活检痛风石内容物，具有确诊意义。

但毕竟是创伤性的检查，最好在必要时再进行。

6 血糖、血压、血脂检查

由于痛风病人常同时合并有其他代谢性疾病，如糖尿病、高血脂以及高血压、动脉硬化等，所以对于每个痛风病人，都应该做相关的检查。

7 心血管及脑血管功能检查

可以做心电图、超声心动图、心功能测定、脑血流图等常规检查，必要时进行头颅CT或冠状动脉造影检查，看有无脑梗死、冠心病等。

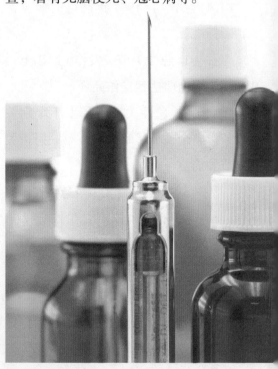

定期的随访对痛风病人非常重要，除了血尿酸外，还应当定期检查肾功能、血糖、血压、血脂等，及早发现和预防相关疾病的发生。

原发性痛风和继发性痛风的诊断要点及区别

1 原发性痛风的诊断要点

在临床上绝大多数病人属于原发性痛风，医生面对的首先是原发性痛风的病人。对于原发性痛风的诊断，首先要注意仔细排除各种可能引起继发性痛风的病因，其次要分析、观察原发性痛风的一些特点，例如：

（1）原发性痛风多见于40岁以上男性。

（2）不少病人有家族史。

（3）关节受损部位好发于脚拇趾关节，其次见于脚背、脚踝、脚跟、膝、腕、手指和肘等部位。早期多发生于单个关节。

（4）发病前多有诱发因素，如食用高嘌呤食物、大量饮酒、劳累过度，或者因关节局部劳损或扭伤、穿鞋紧、长跑、过度运动等而发作。

只有在符合痛风的诊断标准，并且排除继发性痛风后，才可以诊断原发性痛风。

2 继发性痛风的诊断要点

继发性痛风是由其他疾病所引起的，如肾脏病、血液病，或由于服用某些药物、肿瘤放化疗等多种原因引起，在痛风病人中所占的比例不大。对本身就存在血液病或肾脏病的病人，如果出现血尿酸水平明显升高，需要考虑继发性痛风的可能。

继发性疾病的诊断依据主要有：

（1）在其他疾病的基础上发生。大多数病人已经存在血液病或肾脏病等原发疾病，尤其是白血病和淋巴瘤。

（2）有原发疾病的表现。继发性痛风的病人首先具有原发疾病的表

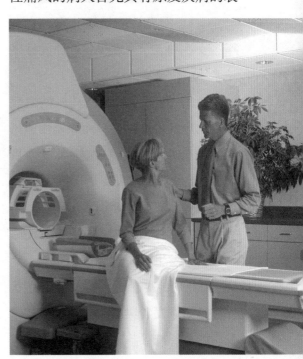

现，如白血病、淋巴瘤或肾脏疾病的表现。

（3）痛风症状不典型。因为原发疾病症状较重，以至于痛风症状往往被原发疾病症状所掩盖。

（4）血尿酸水平更高。

（5）多有肾脏受累。多数继发性痛风的病人存在肾功能不全，可能是由原发疾病所引起，也可能由于血尿酸水平明显升高和尿酸大量排泄而引起急性肾衰竭。患有血液病或肾脏疾病出现以上改变者，可以诊断继发性痛风。

3 继发性痛风与原发性痛风的区别

（1）继发性痛风以儿童、青少年、女性和老年人多见，而原发性多见于 40 ～ 50 岁的中年男性。

（2）继发性痛风的高尿酸血症一般比原发者更明显，而原发性通风者的尿酸水平较继发性痛风波动更大，尤其是急性痛风性关节炎发作后，可明显降低甚至接近正常。

（3）继发性痛风尿酸结石较原发性痛风发生率高。

（4）继发性痛风的关节炎症状往往不如原发者典型，而且容易被原发病的表现掩盖。

（5）继发性痛风往往不存在一些代谢性疾病，如糖尿病，而原发性痛风则属于代谢性疾病的一种，常常同时伴有肥胖、高血脂、高血压、冠心病、动脉硬化等其他代谢性疾病。

健康顾问

留取 24 小时尿的方法及注意事项

将第一天早晨 7 时（将膀胱排空，然后留尿，此时算作 24 小时的起点）直至第二天早晨 7 时的尿（应包括早晨起床时的第一次小便，即晨尿）全部留下收集在 1 个容器内。计算总尿量，并在预先准备好的化验单上记录下来，再作 pH 值定性实验，并取 200 毫升左右尿送到化验室进行 24 小时尿尿酸定量。

病人在留取 24 小时尿时应注意以下事项：

（1）留尿前 5 天应停用一切对尿酸排泄有影响的药物，并进食低嘌呤饮食。

（2）留尿前一天及当日要避免剧烈运动。

（3）留尿当日应适当饮水。

（4）留尿容器内要放适当防腐剂，特别是夏季，可在尿中加适量甲苯，或将尿放入冰箱保存。

（5）如果病人出现发热或者尿路感染等其他急性疾病，应改期进行。

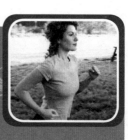

痛风的监测

对痛风而言，一般化验检查有以下几个目的：一是为了明确诊断和疾病分期，二是为了了解有无并发症，三是为了用药安全，四是为了观察疗效。

血尿如何监测

尿酸是嘌呤的最终代谢产物，尿酸生成后通过转运进入血液，正常人体内尿酸值平均为 1200 毫克，每天产生尿酸 750 毫克，排出尿酸 600 毫克左右，生成和排泄保持着动态平衡。痛风主要是因为尿酸排泄障碍，尿酸在血液蓄积而引起的一系列症状。血尿酸的检测对诊断痛风、排除痛风性关节炎诱发因素、评估痛风治疗效果都很有意义。

血尿酸检查前痛风病人要做的准备：在上午空腹时抽取血液标本，一般需要空腹（禁食、水、药物）8 小时以上再抽血；避免剧烈活动。

血尿酸的监测间隔时间，根据病人年龄不同、整体状况及季节变化等不同而不同。

1. 血尿酸的监测时间随病人年龄不同有所变化。青少年发生痛风的概率很小，但一旦出现高尿酸血症则提示病情重、预后较差，一般疾病进展迅速，所以青少年病人监测血尿酸间隔时间要短。中年痛风病人常合并有血糖、血脂的问题，因其应酬较多，痛风常常发生在暴饮、暴食之后，血尿酸监测频度则随着一段时期进食量的大小及食物内容的变化而变化。如果某中年痛风病人在 1 个月里进食量多，而且还大量摄取肉类，则这一个月血尿酸监测最好是每周 1 次；老年痛风常因肾脏排泄尿酸能力下降而发生，但病情一般进展较缓慢，血尿酸

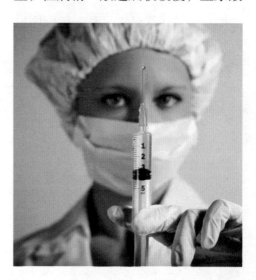

的监测可间隔较长时间，如每3个月复查1次。

2.血尿酸的监测时间随病人整体状况而定。情况稳定者可间隔较长时间复查1次；病情波动、治疗效果不佳或者伴随有其他疾病者，则需要密切观察血尿酸的变化，复查间隔时间也比较短。如果病人近期有过痛风发作，在前3个月需要每2周复查1次血尿酸，待尿酸相对稳定后再改为每1个月复查1次血尿酸。如果病人已有1年没有痛风发作，而且平常尿酸均在正常范围，可适当放宽复查的时间，每2个月或者每3个月复查1次均可。

3.血尿酸的监测时间随季节变化而有所变化。国人有在冬季吃火锅的习惯，鲜美的汤料特别让人垂涎，但由于火锅汤含有大量的嘌呤，即使痛风病人已严格控制了食量，嘌呤的摄入还是会超出预期，火锅过后，接踵而来的就是痛风发作的高峰。所以冬季是我们需要经常监测血尿酸的季节。夏季由于大家普遍出汗较

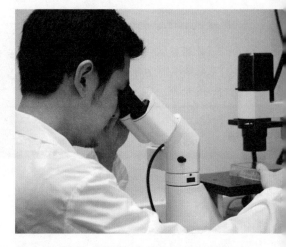

多，如果不大量饮水常因血液浓缩、血尿酸浓度升高而诱发痛风急性发作。所以夏季和冬季痛风复查间隔时间可短，建议2～3周。

总之，尿酸的监测间隔时间视具体情况而定，痛风病人可咨询内分泌科医师制订具体的尿酸监测方案。

尿酸高了，痛风一定就发作吗

血尿酸浓度升高是引起痛风发作的重要因素，却不能说尿酸浓度高了痛风就一定发作。痛风发作是一个复杂的生理病理的过程，与多种因素有关。在具备一定条件的情况下，血尿酸浓度升高容易引起尿酸盐在关节沉积，完全可能引起痛风发作。

血尿酸浓度升高不一定引起痛风发作，主要归因于显著的个体体质差

异。一个以往身体健康的普通人，即使血尿酸浓度突然升高，也不一定会出现痛风性关节炎。因为健康人血管功能良好，关节血液循环通畅，尿酸盐不容易沉积，当然就不容易引起痛风发作。而一个全身状况较差的人，由于血液黏稠度较大，血管功能差、血流缓慢，一旦血尿酸浓度升高，甚至血尿酸浓度还未高出正常值，尿酸盐就已经发生沉积，引起痛风急性发作。

血尿酸升高了，痛风却没有发生，在临床上是很常见的。很多病人是在体检时发现血尿酸升高了，但这些人平常没有任何自觉症状，有些人则是在发现血尿酸高后经医师追问病史才诊断为痛风，而体检的时候并没有异常的察觉。

那么是不是痛风病人原来血尿酸浓度高没有伴随痛风发作，以后即使血尿酸浓度再次升高了痛风也不会发作呢？在血尿酸升高时，如果我们没有做好防寒保暖、避免劳累、避免精神刺激，痛风是很容易发生的。因此，病人朋友千万不可将高尿酸血症等闲视之。

血尿酸和尿液尿酸同时监测意义更大

血尿酸浓度和尿液尿酸浓度分别指血液和尿液中尿酸的浓度，因为尿液尿酸浓度所受的干扰因素较多，尿液尿酸浓度对痛风诊断的意义远远小于血尿酸浓度。而如果两种检测同步进行则可反映痛风的性质，有助于区分产生过剩型痛风和排泄不良型痛风，更有利于指导痛风用药，因此意义更大。

在一天中尿液尿酸浓度随各时段进水量的多少发生显著变化，目前尿液尿酸的浓度多指的是尿液尿酸 24 小时的平均浓度。尿液尿酸标本采集方法：首先收集 24 小时尿液，记录下尿液的总量，然后将尿液摇晃均匀，倒出一

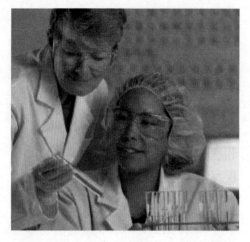

小部分送检。尿液尿酸浓度值乘以24小时尿液总量，就是一天尿酸排泄的总量。尿液尿酸值反映的是肾脏的尿酸排泄能力，正常人在进食高嘌呤饮食或其他因素引起血尿酸浓度升高后，肾脏排泄的尿酸会增加。但因为尿液尿酸受到的干扰因素太多，单独的尿液尿酸值对急性痛风诊断及痛风病情评估意义不大。而尿液尿酸若和血尿酸同时测量意义就显示出来了。

1 尿酸产生过剩

这是指在一般饮食状况下24小时尿中尿酸总量超过800毫克，或在低嘌呤饮食5～7天后，24小时尿中尿酸总量超过600毫克。此时如果血尿酸浓度升高，说明尿酸生成增加了，同时肾脏排泄尿酸的能力是正常的。因为病人大量排泄尿酸，尿酸盐

容易在尿道沉积引起泌尿系统结石，所以在治疗时不应该继续增加促尿酸排泄的药物量。治疗主要是抑制尿酸生成，同时要服用苏打片使尿液 pH 值控制在 6 左右，预防尿路结石的产生。如果血尿酸值不高甚至下降了，提示病人病情已得到控制，而且疾病朝着好转的方向发展，说明治疗是有效的，需要保持原来的饮食、运动和用药方案。

2 尿酸排泄不多

指在一般饮食状况下24小时尿中尿酸含量低于800毫克，或低嘌呤饮食5～7天之后24小时尿中尿酸含量低于600毫克。此时如果血尿酸值反而升高了，主要是因为肾脏排泄尿酸能力下降所致。肾脏排泄尿酸能力下降可以是肾脏病变所致，也可以是病人服用的药物（如氢氯噻嗪、阿司匹林等）、食物干扰了肾脏排泄尿酸过程所致。如果血尿酸值不高，说明尿酸生成不多，可能是因为饮食控制，也可能是因为抑制尿酸生成的药物治疗有效。可以说，尿液尿酸的监测是血尿酸监测的补充，对寻找血尿酸升高的具体原因具有其他检测不能替代的作用。所以血尿酸和尿液尿酸同时监测意义更大。

关节滑液检查要经常做吗

关节滑液是关节内的滑膜所分泌的用于润滑关节、营养关节面的透明黏质液体。由滑膜分泌后，关节滑液在关节囊内仅停留一小段时间就被关节软骨重吸收，进入血液。正常滑液是清晰透明的淡黄色液体，仅0.3～2毫升，无有形成分或结晶，细胞数约0.1×109/升，以单核细胞为主。关节滑液检测就是抽取关节腔内的滑囊液，进行滑液量和滑液成分的定性和（或）定量检查。

滑液检查的具体内容一般有以下几种：液量；混浊度和颜色；黏稠度；白细胞计数及分类；黏蛋白凝块；滑液的化学检查；结晶检查；细菌检查。不同项目对疾病诊断和监测意义不同，滑液检查随疾病种类和病情的变化而有所变化。

关节滑液检查不管是对痛风的诊断还是对痛风病情的评估都很有意义。如果关节滑液见白细胞内或游离于细胞外的针形晶体，而且有双折光现象，痛风的诊断即可成立。关节滑液检查还能为疾病的鉴别（如痛风、风湿、类风湿之间的鉴别）提供帮助。在病人被确诊为痛风之后，关节滑液检查则转变为痛风病情的"晴雨表"，

能精确预测痛风的发作。由于尿酸盐在关节的沉积是引起痛风性关节炎发作的终末环节，所以关节滑液的检测对痛风的病情评估远较血尿酸、尿液尿酸精确。

虽然关节滑液的监测是痛风监测中较为理想的一种手段，但目前还不能为广大痛风病人接受。大家错误地认为，抽取滑液就是抽了"骨髓"，会损害人体健康。这些旧观念需要改变！我们一般提倡在痛风发作时做关节滑液全项检测，缓解后还需要长期、定期监测。

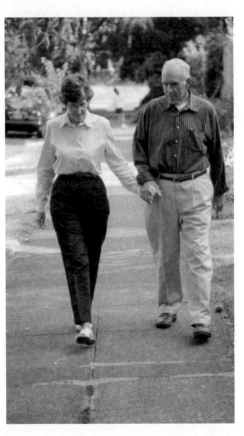

肾功能检查对痛风病人有什么意义

肾脏是排泄水分、代谢产物、排除毒物和药物、保留人体所需物质，以维持体内水、电解质及酸碱平衡的重要器官。此外，肾脏还有内分泌功能，如合成、分泌肾素和促红细胞生成素等。

痛风的"罪魁祸首"——尿酸，主要是通过肾脏排泄的，一旦肾脏排泄尿酸的能力下降，尿酸很容易在血液蓄积，从而引发痛风。研究发现，肾脏具有很强的贮备能力，但是肾脏功能损害是不可逆的，长期存在的肾脏损害因素可最终导致肾衰竭。如果能早期发现肾脏病变，及时治疗，就可以阻断肾脏功能衰竭的进程。遗憾的是，到目前为止还没有肾脏早期病变的敏感监测方法。

临床上肾脏功能的检测主要有肾小球和肾小管功能试验：前者包括血清尿素氮、血清肌酐、内生肌酐清除率、血清尿酸，后者包括浓缩稀释试验等。

1 血清尿素氮

尿素是蛋白质代谢的最终产物，在肝脏合成，2分子的氨与1分子的二氧化碳通过尿氨酸循环生成尿素。通过血液循环，溶于血浆中的尿素输送到肾脏，经肾小球滤过而随尿排出。当肾实质受损害时，肾小球滤过率降低，导致血中尿素浓度升高，因此，血中尿素氮可作为反映肾小球滤过功能的指标。研究表明，尿素氮测定不能作为早期肾功能损害的指标，但对肾衰竭，尤其是尿毒症的诊断有重要价值。尿素氮增高的程度与尿毒症病情的严重性成正比，故对尿毒症的病情判断、预后估计有重要意义。

2 血清肌酐

血中肌酐有外源性和内源性两类。机体肌肉每天代谢产生 20 毫克 / 千克肌酐，如未进行剧烈的运动，每天内源性肌酐的生成量相当恒定。血中肌酐由肾小球滤过而排出体外，肾

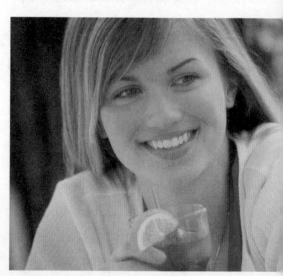

小管基本上不重复吸收且排泄量也很少。在控制外源性肌酐摄入的情况下，血中肌酐浓度取决于肾小球的滤过能力，故测定血清肌酐浓度可反映肾小球的滤过功能。只有当肾小球滤过功能下降到正常人的 1/3 时，血中肌酐才明显上升。

③ 内生肌酐清除率

单位时间内，经肾小球滤出的血浆液体量，称为肾小球滤过率（GFR），肾小球滤过率是反映肾小球滤过功能的客观指标。单位时间内，肾脏把若干毫升血浆中的内生肌酐全部清除出去，称为内生肌酐清除率。血浆内的肌酐分为外源性和内源性两种：外源性肌酐来自食物，如瘦肉、鱼肉等；内源性肌酐为体内肌酸的代谢产物，生成量非常恒定。由于肌酐经肾小球滤过后，肾小管不再重吸收，亦很少排泄，故在严格控制饮食和肌肉活动相对稳定的情况下，内生肌酐清除率就大致等于肾小球滤过率。本试验是测定肾小球滤过功能较为有效的方法。

痛风病人要监测肾功能，不仅仅因为肾功能检测本来就含有血尿酸指标这一项，更重要的是肾功能是判断痛风病人预后的重要指标，决定病人病情何去何从，而且痛风病人的终身性决定其用药也是长期的，而肾功能则是观察药物副作用的指标。

血沉监测对痛风有意义吗

根据临床测定，痛风病人需要每 2 个月复查 1 次肾功能，若合并有肾功能不全，则需要 1 个月复查 1 次肾功能。

红细胞随血液在人体心脏和血管中流动时，均匀散布在血浆中，而且保持悬浮状态而不沉积下来。把血液从血管抽出，加入抗凝剂后在一定时间内，红细胞仍然悬浮在血浆中，以后由于电荷分布的原因，红细胞逐渐聚合，形成串钱状叠连，并逐渐下沉，在 1 小时内血中红细胞下沉的速率叫做红细胞沉降率，简称"血沉"。正常成年男性红细胞的沉降率第 1 小

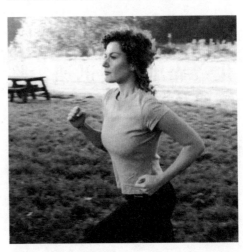

时末为 0 ～ 15 毫米；女性为 0 ～ 20 毫米，正常妊娠期妇女可超过 40 毫米。

引起血沉加快的疾病很多，如风湿热、急性传染病、活动期结核病、肺炎、鼻窦炎、胆囊炎、各种贫血、白血病、急性心内膜炎、心肌梗死以及一些恶性肿瘤等。痛风病人在病情平稳时血沉一般不快或仅轻度加快，而在痛风急性期血沉可明显加快。研究表明，血沉越快，血黏稠度越高，痛风病情越重；而痛风发作了血沉却不快者，症状一般可在短期内恢复。然而，由于影响血沉的因素太多，血沉仅仅成为一个特异性不强的化验指标，对痛风的诊断意义不大；但连续长期的血沉检测对评估痛风病情和判断痛风治疗效果却很有意义。

儿童痛风进展迅速，监测要及时

儿童是祖国的花朵、社会的未来、家庭的希望。但有文献报道，痛风最小的发病年龄为 5 周婴儿！儿童在各大系统发育不完全有其自身的生理特点。

1 神经系统

儿童对外界刺激反应性强，适应能力差，抵抗力弱，因而容易受外界不良因素影响。

2 运动系统

儿童骨组织内含钙较少，骨化过程尚未完成，骨骼弹性过强，容易弯曲。

消化系统：儿童的胃液酸度较成人低（约为成人的 65% ～ 70%），消化能力较成人差，胃的容量不大，胃壁又薄，容易发生消化不良。

3 呼吸系统

儿童的呼吸道比成人短而狭，组织柔嫩，呼吸道黏膜易受损伤，呼吸道壁的血管和淋巴管较多。肺泡比成人小，胸廓发育较成人差。

4 感觉器官

儿童的皮肤细嫩，表皮易剥脱，易使皮肤感染而发生

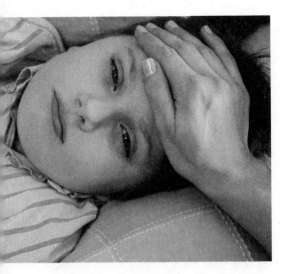

皮肤病。

中医将儿童的生理特点归纳为两个方面：（1）生机蓬勃，发育迅速。（2）脏腑娇嫩，形气未充，即肺常不足，容易感冒；脾常不足，容易消化不良；肾常虚，骨骼软弱。

当前绝大多数人认为痛风是一种代谢性的疾病，中年和老年的肥胖人群多发。据统计，10岁以前儿童发生痛风是非常罕见的。然而，儿童一旦发生了痛风则病情进展迅速，需要特别关注！由于痛风也与遗传相关，所以首先要了解病人的家族史，其次还要做一些检查，寻找引起痛风的原发病，如糖原累积症、白血病、淋巴瘤等，进行原发病的治疗。此外，儿童痛风病人病情进展较成人快，痛风性关节炎发作频繁，关节和肾脏损害的发生比较早而且严重。根据儿童的生理特点和病情，检测需全面而连续。

儿童病人一旦发现痛风要多次检查，最好找到原发病，每周复查1次血尿酸，每周复查2次尿液尿酸，每2周复查1次肾功能，每月做1次关节滑液检测，若病情重则每3~6个月拍1次关节正侧位X线片。

老年人痛风监测有特点

岁月流逝，人体也会发生巨大的变化，老年人痛风的监测不同于青年病人。老年化进程中发生的生理改变主要有以下几点。

1 组织耗氧与基础代谢下降

与中年人比较，老年人组织耗氧与基础代谢大约降低10%~20%；同时老年人体力活动量也相对有所减少，使总热量代谢明显下降。

2 细胞功能下降

随着年龄增长，体内代谢类型逐渐由合成代谢占优势转为劣势，分解代谢相对增强，以致合成与分解代谢失去平衡，引起细胞功能下降。

3 其他代谢的改变

（1）细胞的改变（老化），不可避免地影响其他代谢的改变。（2）

嘌呤代谢中分解与排泄能力改变。(3)骨成分改变。骨密度降低，尤以绝经期妇女骨质减少最明显。

4 器官功能下降

内脏器官功能随年龄增加而有不同程度的下降。(1)牙齿缺失，严重影响其咀嚼功能；味蕾萎缩常影响甜与咸两种味觉，有的伴有嗅觉改变，从而使食欲下降，进食的种类受限。(2)胃肠道消化液分泌减少，消化酶活力下降，导致营养成分的吸收能力降低。(3)肠蠕动减慢，极易发生便秘。(4)肝脏实质细胞逐渐减少，肝脏功能下降，蛋白质合成下降，酶活力降低，胆酸分泌下降，胆囊壁的变薄影响胆汁的排泄。(5)肾脏组织结构的改变，如肾单位的萎缩、酶活力下降，常使肾功能有所下降，尿酸在血液中积聚，增加痛风发生概率；电解质平衡受到干扰；肾羟化 25-（OH）2D3 的能力降低，从而增加了对维生素 D 的需要。

5 内分泌功能改变

(1)老年人脑垂体功能的改变，老年人甲状腺也可能有萎缩，使基础代谢及整体代谢降低。(2)雌激素的减少，引起老年妇女骨质疏松；激素的改变还会引起痛风、肥胖、糖尿病等代谢性疾病。

老年化进程的速度并非对所有老年人都一样，常因人而异，也与其所处环境等因素有关：老年人常因肝肾功能下降、内分泌紊乱和肥胖引起高尿酸血症；老年女性由于缺乏雌激素的保护，痛风发生率基本与老年男性一致。此外，由于老年人基础疾病普遍较多，活动能力差，记忆力、理解力下降，不容易配合医师进行痛风的监测。

针对老年痛风病人，一般要求每2周复查1次尿液尿酸，每1个月复查1次血尿酸，每3个月复查1次肝、肾功能，每3个月复查1次关节滑液，每12个月复查1次关节 X 线片。

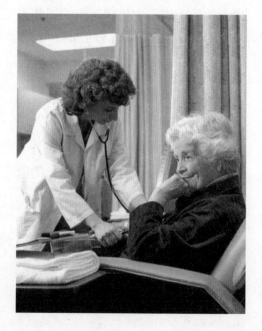

中年人监测困难多

中年人由于生活、工作上的巨大压力及紧凑的日程安排，常常在不自觉中忽视了健康，即使发现自己得了痛风，也往往引不起注意，很难抽出时间进行系统规范的监测。中年人痛风监测困难很多，有主观的，也有客观的。虽然中年人身体状况都还不错，但规范系统地进行痛风监测还是必不可少的。

1 心血管系统

从 30 岁起，人体心脏输血量每 10 年下降 6% ~ 8%，同期血压却上升 5% ~ 6%。血管壁弹性因动脉逐渐硬化而降低，血管运动功能和血压调节能力逐渐减弱。血液胆固醇浓度也随年龄增长而增加，心脏冠状动脉和脑动脉可因此而发生粥样硬化。

2 呼吸系统

呼吸功能也逐年下降，肺泡和毛细血管的直径随年龄增长而扩大，肺组织弹性逐渐减小，肺的扩张与收缩能力随之下降，肺活量因而变小。由于肺泡间质纤维增生，毛细血管壁增厚，肺的气体交换功能也逐年降低。

3 消化系统

消化功能下降，最明显的是胃液分泌量逐渐减少，胃液酸度和胃蛋白酶原含量降低，其他消化腺的功能也减退。

4 内分泌系统

各种内分泌腺的功能也在减退。胰岛素分泌量减少，使一些个体发生糖尿病倾向或罹患糖尿病。性腺功能降低，使性欲减退。到中年后期，还会因内分泌功能紊乱而出现更年期综合征。

5 其他系统

各器官功能都在减退。如肌肉开始萎缩、弹性降低、收缩力减弱；骨骼出现脱钙过程，致使骨质密度降低；肾功能降低，使清除体内废物的能力下降等。

然而，中年人是人生中压力最大、工作量也最大的时期，需要照顾年老多病的父母和成长中磕磕绊绊的子女，而且正处在人生事业的巅峰，大多数人工作忙碌。此外，随着社会的迅速发展，知识的"爆炸"，中年人还要不断学习、进步。巨大的工作压力常常使痛风病人在痛风缓解期就把痛风监测抛到脑后，忙忙碌碌使得痛风病人常不能及时进行各项指标的监测，监测的时间间隔忽长忽短，极不规范。即便如此，中年人多数认为自己身体健康，即使有关节疼痛发作也不把它当回事，认为没什么大不了的，忍一忍就过去了。此外，更有一些人碍于面子，在同客户谈生意、吃饭时不得不继续"大口抽烟、大碗喝酒"，这些不仅影响检测数据，更给治疗增加了难度。

总之，不管是主观因素还是客观环境，都给中年痛风病人系统监测病情变化带来难度。中年痛风病人需要在病情不重时给健康做一些投资，抽出时间监测痛风，以免将来病情严重影响到工作效率及老年阶段生活质量了才后悔。

健康顾问

痛风发病为什么有年轻化的趋势？

虽然高尿酸血症和痛风好发于中老年人，但在临床上也见到越来越多的中青年人加入这个行列。近年来，随着我国人民生活水平的提高，高尿酸血症和痛风的发病率逐年上升，而且其发病还有年轻化的趋势，这有多方面的原因。

（1）饮食结构的改变：生活条件改善以后，肉类等富含嘌呤的食物在人们饮食结构中所占的比例增加，尤其是20~40岁的年轻人饮食中含高热量、高嘌呤类食物显著增加。资料显示，此年龄组的痛风病人发病前，有90％以上的人有经常大量饮酒和嗜好吃肉、动物内脏、海鲜等富含嘌呤食物的习惯。

（2）肥胖者增多：随着经济的发展，生活水平的提高，饮食结构的改变和生活方式的逐渐西化，肥胖者增加是必然的趋势，肥胖与痛风的发病密切相关。

（3）节食：人皆有爱美之心，尤其是女性，为了符合社会的审美标准，成为"竹竿"美人，减肥在当今社会已经蔚然成风。减肥有多种途径，但是节食，相信是人们最拿手也是最常用的方法。节食容易引起饥饿，饥饿有间接抑制尿酸排泄的作用。

（4）生活方式：年轻人中脑力劳动者增多，生活节奏加快，工作压力大，运动减少等都促使痛风发病率逐年上升。

（5）"富贵病"增多：高血压、高血脂和糖尿病等是现代社会的"富贵病"，此类疾病在年轻人中的发病明显增多，往往通过不同的机制影响尿酸的代谢，导致血尿酸水平升高，引发痛风。

提示：越来越多的流行病学调查结果显示，高尿酸血症和痛风的发病年龄已趋于年轻化，这个问题应引起社会的重视。

Part 2 中篇 痛风病与饮食健康

痛风是嘌呤代谢紊乱引起的疾病，与人们的生活方式和饮食习惯有着密切关系。科学合理地安排饮食，可以有效地降低痛风的发病率，控制痛风的病情。

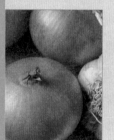 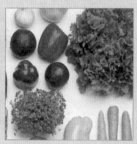 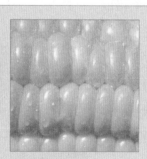 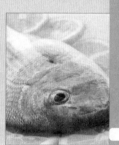

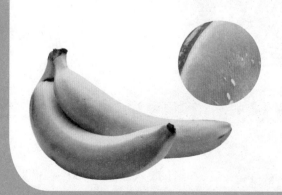 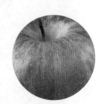

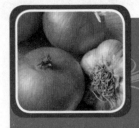

饮食原则

痛风在我国已成为仅次于糖尿病的代谢性疾病，严重威胁着人们的健康。而饮食控制在预防高尿酸血症上起着重要作用。

无症状高尿酸血症期的饮食原则

1. 限制热量。多数痛风病人喜欢高热量、高脂肪及高蛋白饮食，这就容易导致营养过剩、热量摄取过多。因此，必须控制每日所需的热量，均衡各种营养成分的摄取。

2. 维持理想体重，防止超重。肥胖痛风病人常常营养过剩，体重增加，这与高尿酸有明显的相关性。定期测体重，可作为衡量营养状态的指标。常用的标准体重计算公式及判断肥胖的方法见"痛风合并肥胖的饮食原则"一节。

3. 限制嘌呤的摄入。高尿酸血症期要限制嘌呤的摄入，限用嘌呤含量高的食物，自由选择嘌呤含量低的食物，适当选用嘌呤含量中等的食物。

4. 平衡营养素的摄入。碳水化合物摄取量占所需总热量的55%～60%。在选择上不宜选粗粮，应选用细粮，因为粗粮嘌呤含量较细粮高。不吃果糖，因为果糖中热量高。每日摄取脂肪量应小于50克，占总热量的25%～30%。蛋白质摄入量应小于正常人，每日每千克体重摄入量为0.8～1.0克。嘌呤多存在于蛋白质食物中。因此，在选择蛋白质食物时，要选用不含或少含嘌呤的食物，诸如奶类、鸡蛋及植物蛋白，但需注意植物蛋白中黄豆、扁豆也含不少嘌呤。

5. 养成多饮水的习惯。睡前、晨起、运动后、出汗后、洗澡后均要喝一杯水。每日摄入水分2000～3000

毫升，可稀释血中尿酸浓度，并促进肾脏排泄尿酸。

6.尽可能少喝酒，努力戒酒。人体为了分解进入体内的大量乙醇，必须消耗能量，结果产生大量尿酸。另外，酒中的乙醇代谢使血中乳酸水平增高，阻碍了肾脏对尿酸的排泄，使血尿酸升高，引起关节炎急性发作。一般认为，啤酒度数低，饮用很安全，却不知啤酒内含有大量的嘌呤而且热量很高，易诱发痛风。因此，痛风急性期要禁酒，慢性期、间歇期要努力戒酒，如果非喝不可，应控制饮酒量，慢慢喝，不可一口气喝光。

痛风急性期的饮食原则

痛风急性发作期的病人，靠单纯的饮食控制已为时过晚，难以缓解疼痛，非得用药物治疗不可。但是，限制嘌呤的摄入，对减轻病情仍很重要。

痛风急性期的饮食原则有以下两方面。

1.限制嘌呤急性期应严格限制饮食中嘌呤的摄入，饮食中嘌呤的含量应控制在每日100～150毫克以内。要选择低嘌呤食物，包括各种精白或强化的谷类及其制品，细加工的玉米面，精白或强化面粉制品；乳类及其制品；蛋类；各种绿叶蔬菜（除菠菜、空心菜）。禁食高嘌呤食物，如动物内脏、肉类、浓肉汁及肉汤、沙丁鱼、凤尾鱼、鲭鱼、小虾、黄豆、豆科蔬菜及菌藻类等，以减少外源性尿酸的生成。如需食用肉类、禽类、鱼类等高嘌呤含量的食物，可将其少量煮沸，弃汤后食用，使其一部分嘌呤随汤被去除。

2.限制热量。痛风病人多伴有肥胖、高脂血症和糖尿病，故应积极降低体重，限制热量摄入。但减重不要太剧烈，减重过快促使脂肪分解，易诱发痛风急性发作。即使是体重正常或不太肥胖的病人，也宜适当控制热量。每日热量摄入量根据病情而定，一般认为痛风病人饮食中所含总热量应较正常人低10％～15％。均衡摄取碳水化合物、蛋白质、脂肪。

碳水化合物：适当提高碳水化合物质量，主要为谷类，以精粮为主，以补充热量的需要。

蛋白质：摄取量较正常人少，标准体重时蛋白质可按每千克体重每日 0.8 ～ 1.0 克供给，病情严重时应限制在每千克体重每日 0.8 克以下。以牛奶、鸡蛋、植物蛋白为主。

脂肪：脂肪会减少尿酸正常排泄，摄取量应限制在每天 50 克以下，烹调食物禁用油炸、油煎，宜采用蒸、煮、炖、氽、卤等，可减少油脂的摄入。

3. 摄取充足的水分。急性期应大量饮水，多饮果汁和矿泉水等饮料，食用含水分多的水果和食品，水分的摄取维持每日 2000 ～ 3000 毫升。大量水分的摄入有利于稀释血液中尿酸浓度并促进尿酸的排泄，但心肾功能不全时水分宜适量减少。

4. 多食水果蔬菜。水果可以供给丰富的维生素 B、维生素 C 及矿物质，尤其是碱性水果；蔬菜可提高尿酸盐溶解度，有利于尿酸的排出。

5. 禁饮酒及食用刺激性食品，限制使用性质强烈的香料及调味品如醋、姜、葱、蒜等辛辣调味品。酒能诱发痛风性关节炎的急性发作，故须绝对禁饮。

6. 限盐。每日食盐量不超过 10 克，痛风并发高血压、肥胖和高脂血症者，食盐摄入以每日 2 ～ 5 克为好。

痛风间歇期的饮食原则

1. 避免诱因。应避免暴饮暴食、酗酒、疲劳、受凉、外伤等引起痛风发作的诱因。

2. 饮食治疗。给予平衡饮食，可适当放宽嘌呤的摄入量，禁用高嘌呤含量的食物，限量选用中、低嘌呤含量的食物，自由选择含嘌呤量少的食物。维持理想体重，瘦肉煮沸去汤后与鸡蛋、牛奶交换食用；限制脂肪摄入，防止过度饥饿；平时养成多饮水的习惯，少进食盐不用酱油；戒酒。其余原则同无症状高尿酸血症期。

痛风慢性期的饮食原则

1. 限制嘌呤的摄入，保持血液尿酸浓度长期稳定在正常范围；

2. 限制热量，控制体重，有助于减轻关节负荷，保护关节功能。

3. 低盐、优质蛋白饮食，保护肾功能。

痛风合并肥胖的饮食原则

痛风病人中，几乎每两人中就有一人是肥胖体型，而且痛风病人有50％～60％合并肥胖。这些人通常吃得太多，喜欢吃高热量、高脂肪食品，而且不喜欢活动，所以容易肥胖。这就要求痛风病人严格控制体重，避免肥胖，对于已经肥胖的病人要进行适当减重。

对于肥胖的痛风病人，如何减肥（或称减重）和制定合理的饮食方法至关重要。首先要将体内过多的脂肪组织消耗掉，即消耗热量；其次是使体重不再增加。具体做法如下。

1. 加强体育锻炼，增加体内脂肪的消耗。

2. 控制食物热量的摄入，使摄入的热量少于消耗的热量。采用低热量、低碳水化合物、低脂肪和适量蛋白质的饮食方法。每日所需的热量控制在每千克体重83.68千焦（20千卡），其中碳水化合物占总热量的55％，脂肪占总热量的25％，蛋白质占总热量的20％。

3. 在减肥过程中，要循序渐进，持之以恒。可选择运动量小，持续时间较长的运动形式，如散步、上下楼梯、跳舞、划船、骑自行车等，每小时消耗热量为418.4～1255.2千焦（100～300千卡），相当于25克主食所提供的热量。控制减重速度，每周减轻体重250～500克，每个月减轻体重1～2千克，直至体重降到标准范围内。

4. 切忌骤然减重，更不能采用饥饿减肥法。因为饥饿可使体内脂肪分解产生大量酮体，酮体可与尿酸竞争排泄，使尿酸排泄减少，引起体内尿酸蓄积，导致血尿酸值上升。因此，科学减重是很重要的。

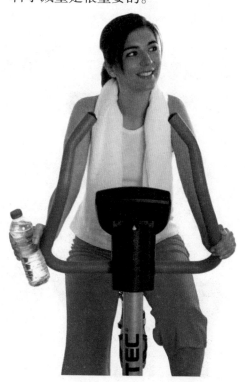

补水有妙方

痛风病人不但在吃饭上要挑挑拣拣，在饮水方面也是讲究颇多。因为，一般来讲，痛风病人的要害是血液中尿酸高，由此而引起痛风性关节炎、尿酸性肾结石。故本病治疗的要点之一是必须多饮水。普通人一天的尿量约为1.2升，而痛风病人需排出尿量约2升，这样才有利于尿酸从尿液中排出。为此，痛风病人每天必须补充至少2升的水分，同时还要注意糖分和盐分的摄取且不要过量。

补水是原则，那么怎么补水，补充什么样的水呢，这里面有很大的学问。

白水，指的是白开水，它是经过高温煮沸的水，高温可以杀死有害的微生物和大部分的病菌，又不损害水中固有的物质，是补充水分最适宜的水类。

纯净水，是近年来评价颇高的水族家庭成员，是既安全又方便的水源。但是，纯净水并不适合痛风病人。这是因为，据研究表明，尿酸的排出与尿液的酸碱度有关，酸性尿不利于尿酸排出。我国生活饮水卫生标准规定pH值为6.5~8.5，而目前市场上供应的纯净水，其制取方法广泛应用反渗透法，pH值一般为6.0左右，偏向弱酸性，所以对痛风病人来说，饮用纯净水会加重病情。

茶水。茶叶是传统的佳饮，对身体有益。痛风病人可以喝，但是要喝淡茶水。

加糖的红茶、咖啡、可可、果汁等，这些饮料中嘌呤含量甚微，可适当饮用，但是一定要控制好"量"，因为这些饮料饮用过多，会造成热量，尤其是合并肥胖的痛风病人最好不喝。

豆奶类饮品、黄豆及其豆制品中的嘌呤含量在蔬菜中相对较高，但是比动物蛋白低，是可以适量饮用的饮品。

菜汤、浓汤、肉汤等含盐量高，而且嘌呤具有亲水性，极容易溶解在水中，饮用汤水会导致盐分摄取过剩和嘌呤摄取过高，痛风病人应尽量少喝。

此外，痛风病人还可以根据自身和气温的具体情况调整饮水状况。如尿液pH值经常低于6.0的病人，建议以煮沸的自来水作为饮用水，尽量不要喝饮料、浓汤等；肾功能正常的病人，可适当加服小苏打片以碱化尿液，剂量是每天3次，每次1克。

痛风合并高脂血症的饮食原则

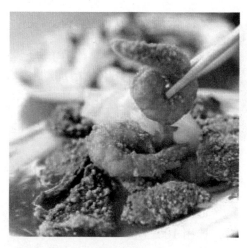

在痛风病人中约60％合并高血脂。因此，除了解血尿酸值外，还应了解血脂正常值、引起高血脂的因素，以便制定合理的饮食方案。

1. 限制热量摄入，控制体重宜采用低热量、低脂肪的平衡饮食。其中碳水化合物约占总热量的57％，脂肪占总热量的25％，蛋白质占总热量的18％。

2. 限制食品中胆固醇的摄入，全天胆固醇的摄取量应控制在300毫升以下。

3. 少食用或不食用富含饱和脂肪酸的动物脂肪，避免摄取油炸食品、甜食，增加多不饱和脂肪酸的摄入，这有助于降低血中胆固醇。

4. 增加膳食中的纤维摄入量，适当选用一些粗粮，多选绿色蔬菜。高纤维食物的摄取可减少肠道对脂肪的吸收，从而降低胆固醇。

5. 戒烟。吸烟会使心肌受损，冠状动脉痉挛，血小板聚集性增高，红细胞携氧能力下降，心肌耗氧量增加。吸烟还会使血中胆固醇和甘油三酯增高。所以，长期吸烟容易发生动脉硬化、高血压、高脂血症、冠心病、心

绞痛、心肌梗死等。

6. 改变不良生活习惯，限制饮酒、努力戒酒、减轻精神压力等。

痛风合并高血压的饮食原则

1. 限制热量。保持理想体重、吃八分饱。饱餐可使高血压病人血管舒张功能下降，引起血压波动。应按工作量计算每日热量，适当参加运动，维持正常体重。

2. 限盐。轻度高血压病人可通过低盐饮食使血压降至正常，以每日3～5克为好，应注意腌制品（咸鱼、咸肉、咸菜、火腿）、酱油、味精中也含有盐。

3. 限制脂肪和胆固醇的摄入。因为饱和脂肪酸会使胆固醇升高，因此要限制饱和脂肪酸的摄入，如肥肉、

猪肉、奶油、奶酪、乳脂等。胆固醇摄取量应限制，以免增加动脉硬化、高血压、冠心病的发生。禁用每100克食物中胆固醇含量大于200毫克的食物，选用100克食物中胆固醇含量小于100毫克的食物。

4.适当限制嘌呤含量。以鱼类、植物蛋白为蛋白质的主要来源。鱼类蛋白质可使高血压、脑卒中的发生率降低。鱼类蛋白质以不饱和脂肪酸为主，不仅可降低胆固醇，也可改善血液凝固机制和血小板功能，从而预防血栓形成。如青花鱼油、沙丁鱼油可使血小板聚集性减低和血黏度降低，有助于防止动脉硬化、高血压和血栓形成。无论是淡水鱼还是海水鱼，有鳞鱼或无鳞鱼，对高血压的预防均有积极作用。但痛风合并高血压的病人应适当限制含嘌呤高的鱼的摄入，选择嘌呤含量低的鱼类。植物蛋白质虽然无降压作用，但有降低胆固醇、防止脑卒中的作用。

5.多食富含钾、镁、碘、锌的水果蔬菜有助于降血压，同时，这些食物多呈碱性，有利于尿酸排泄。

痛风合并糖尿病的饮食原则

1.限制热量，保持正常体重。糖尿病病人应根据不同体型和活动量计算每天所需的热量（见表）。

成人糖尿病不同体型的热量需要表

单位：kJ[kcal/(kg·d)]

活动量	体　　型		
	正常体重	消　瘦	肥　胖
重体力活动	167.4 (40)	167.4~251.0 (40~60)	146.4 (35)
中等体力活动	146.4 (35)	167.4 (40)	125.5 (30)
脑力活动	125.5 (30)	146.4 (35)	83.7~104.6 (20~25)
卧床休息	62.8~83.7 (15~20)	83.7~104.6 (20~25)	62.8 (15)

2.限制嘌呤摄入量，根据血尿酸浓度，选择中等嘌呤含量食物，禁用高嘌呤含量食物。

3.限制碳水化合物的摄取。碳水化合物占总热量的55%~60%，应粗、细粮搭配。当食物中碳水化合物的含量高时应减少主食量。可适当摄取富含膳食纤维的食物，因其可降低空腹血糖和餐后血糖，改善葡萄糖耐量。

4. 限制蛋白质的摄取。蛋白质的摄取较正常人要少些，每日每千克体重摄取蛋白质约 0.8 克，应选不含嘌呤的优质蛋白。

5. 限制脂肪的摄取。脂肪摄取量约占总热量的 20% ～ 30%，总量不超过 50 克。因痛风合并糖尿病均易并发动脉硬化、冠心病，故在饮食中应尽量减少动物脂肪的摄取量，以植物性脂肪为主。

6. 限制胆固醇的摄入。全天胆固醇摄入量应小于 300 毫克。

7. 限制盐的摄入。全天摄盐量以 5 ～ 8 克为宜，不超过 8 克。

8. 合理选用水果。水果主要成分为水分、糖、维生素、纤维素、矿物质，要选用低糖水果，不吃高糖水果。

9. 合理选用蔬菜。选含铬的蔬菜，因为铬可增加胰岛素与受体的结合，使葡萄糖进入细胞内，降低血糖。

痛风合并心脑血管的饮食原则

1. 控制总热量，维持正常的体重。糖类在总热量中控制在 60% ～ 70%。适当吃些粗粮，以增加多糖类、纤维素的含量。

2. 控制脂肪与胆固醇的摄入。脂类摄入量应占总热量的 25% 以下，其中动物脂肪以不超过三分之一为宜。膳食中应控制富含胆固醇食物的摄入，特别是动物的内脏、脑等，胆固醇摄入量应控制在每日 300 毫克以下。

3. 适量的蛋白质。每日食物中蛋白质的含量以每千克体重不超过 1 克为宜，适当增加植物蛋白，尤其是大豆蛋白。其适宜比例为蛋白质占总热能的 12% 左右，其中优质蛋白占 40% ～ 50%。优质蛋白中，动物性蛋白和植物性蛋白各占一半。

4. 多吃一些保护血管的食物，如洋葱、大蒜、紫花苜蓿、木耳、海带等，此外还可以适量饮用一些淡茶。

5. 供给充足的维生素、无机盐和矿物质。痛风合并冠心病的病人，膳食中应注意多吃含镁、铁、锌、钙、硒等元素的食物。

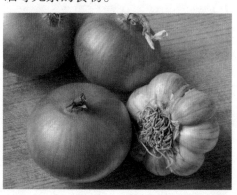

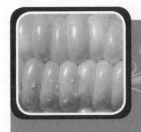

饮食宜忌

痛风病除药物控制外，控制和调整饮食至关重要。节制含嘌呤多的食物；尽量摄取碱性食品；禁酒，忌浓茶、咖啡及辛辣调味品；低热量饮食；防止过胖。

痛风病人的饮食选择

对痛风病人而言，必须了解按各种食物中嘌呤含量的多少，将食物分为以下四类。

1 嘌呤含量很少（小于 20 毫克/100 克）或不含嘌呤的食物

谷类：大米、精白米、小米、玉米、精白面、富强粉、精白面包、馒头、通心粉、面条、细挂面、苏打饼干。

蔬菜类：卷心菜、胡萝卜、白萝卜、芹菜、大白菜、茄子、苣荬菜、甘蓝、莴苣、刀豆、南瓜、黄瓜、西葫芦、西红柿、芜菁、山芋、山药、马铃薯、泡菜、咸菜、紫菜、海带、洋葱、青葱。

蛋类、乳类：蛋类有鸡蛋、鸭蛋等；乳类有各种鲜奶、炼乳、奶酪、酸奶、麦乳精、奶粉、蜂蜜。

其他：各种水果及干果类（苹果、核桃、杏、梨、橙、葡萄、栗等）；糖及糖果；各种饮料包括汽水、茶、巧克力、咖啡、可可等；各类油脂，花生酱，洋菜冻，果酱，藕粉。

2 低嘌呤食物

每 100 克食物中嘌呤含量少于 75 毫克。

蔬菜类：芦笋、花菜、四季豆、豌豆、青豆、荷兰豆、菜豆、大豆、花生、龙须菜、菠菜、蘑菇、大蒜。

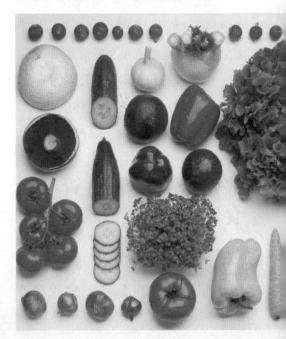

鱼类、贝壳类：青鱼、鲱鱼、鲥鱼、金枪鱼、白鱼、鲫鱼、龙虾、螃蟹、牡蛎。

禽畜类：鸡、火腿、羊肉、牛肉汤。

其他：麦片、麦麸、面包、植物油、坚果类等。

3 中嘌呤食物

每100克食物中嘌呤含量为75～150毫克。

鱼类：鲤鱼、鳕鱼、大比目鱼、鲈鱼、梭鱼、鲭鱼、河鳗及黄鳝等。

肉类：熏火腿、猪肉、牛肉、牛舌、小牛肉、鸭、鸽子、鹌鹑、野鸡、兔肉、羊肉、鹿肉、火鸡等。

其他：贝壳类、扁豆等。

4 高嘌呤食物

每100克食物中嘌呤含量为150～1000毫克。

胰脏（825毫克）；

凤尾鱼（363毫克）；

沙丁鱼（295毫克）；

牛肝（233毫克）；

牛肾（200毫克）；

动物脑（195毫克）；

肉汁（160～400毫克）；

猪大肠、猪肚（190毫克）；

肉卤因食物不同，含量不一样。

保健医生推荐食物

芹 菜

有水芹与旱芹之分，水芹性凉，味甘辛，有清热、利水作用；旱芹性凉，味甘苦，也有清热、祛风、利湿之功。所以，无论水芹、旱芹，对急性期痛风病人都很有好处。据研究，芹菜中含有丰富的维生素和矿物质，能够促进体内废物的排泄，净化人体的血液，而且芹菜基本上不含嘌呤，这对痛风血尿酸偏高者有益，能有效地防止由高尿酸血症发展为痛风。所以，有痛风家族史的人，应当充分认识到芹

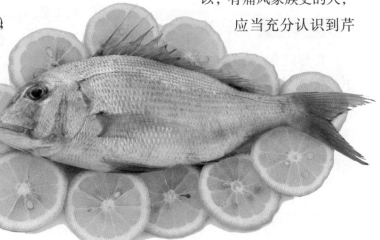

菜的价值。

花 菜

又名花椰菜，属于甘蓝的一种变种蔬菜，它的维生素 C 含量特别丰富，而嘌呤的含量很低，每 100 克花菜的嘌呤含量在 75 毫克以下。不仅如此，花菜性清凉，能清热，又能通利大小便。所以，痛风病人宜常食之。

黄 瓜

属于一种碱性瓜菜食品，它含有丰富的维生素 C、钾盐和多量的水分。较多的钾盐有利尿作用，所以，痛风病人宜多吃生黄瓜，或作凉拌菜食用。中医认为黄瓜有除热、利水、解毒、生津止渴的作用。《本草求真》曾说："黄瓜气味甘寒，服此能利热利水。"这对痛风之血尿酸偏高者，通过"利热利水"作用而排泄出多余的尿酸，颇有益处。

青 菜

俗称白菜、菘菜，它是一种基本上不含嘌呤的四季常青蔬菜，它不仅含较多的维生素 C 和钾盐，而且还属一种碱性食物。中医认为青菜还有解热除烦、通利肠胃的功效。《滇南本草》还说它能"利小便"，所以，痛风病人一年四季均宜常吃多吃。

茄 子

可活血消肿，有祛风通络、清热止痛的作用。它不仅是一种碱性食品，同时几乎不含有嘌呤物质。现代研究还发现它有一定的利尿功效，适宜痛风病人经常食用。

卷心菜

俗称包菜，又名甘蓝，是一种基本上不含嘌呤的蔬菜，它含有大量的维生素 C，具有排泄体内有害物质的作用。《本草纲目拾遗》称它"补骨髓，利五脏六腑，利关节，通经络中结气"。因此，卷心菜亦属痛风病人宜食之物。

萝 卜

性凉，味辛、甘。唐代名医孟诜说：萝卜"甚利关节"。《食性本草》认为萝卜能"行风气，去邪热"。《随息居饮食谱》也说它能"御风寒"。

痛风一症，仍属于中医的"痹证"范畴，由此可见，萝卜适宜痛风病人食用。由于萝卜属碱性食品，又含有大量的水分和维生素，而含嘌呤成分很少，所以，痛风病人应多吃萝卜。无论生食、凉拌、煮食或煨汤均可。

马铃薯

是一种碱性食品，同时还含有大量的维生素 C 和丰富的钾盐，这样就可起到碱化尿液并有利尿作用。不仅如此，马铃薯基本上不含嘌呤，所以，凡痛风病人，皆宜食用马铃薯。

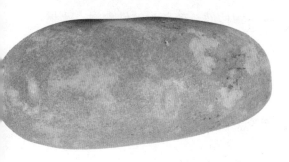

甘薯

属薯蓣科植物甘薯的块茎，区别于旋花科植物番薯，全国各地均有栽种。甘薯是基本不含嘌呤的食物，故痛风病人可以之代粮，常吃多吃。

南瓜

性温、味甘，是一种碱性食物。

《滇南本草》载："南瓜横行经络，利小便"。所以，慢性痛风者最宜食用南瓜。不仅如此，南瓜卡路里少，是低热量饮食，这对肥胖的痛风病人更为适宜。

冬瓜

性凉，味甘、淡，有利小便的作用。《本草再新》中还说它能"利湿"，含多量的水分和丰富的营养，特别是维生素 C 的含量丰富，这对痛风病人中尿酸偏高者，有促进尿酸的排泄作用，故痛风病人宜常食之。

西瓜

性寒、味甘，有清热解暑、除烦止渴、利小便的作用，最适宜夏季痛风病人急性发作期服食。一方面西瓜含有大量的水分，它所含的盐类主要为钾盐，另一方面它基本不含（或含极少量的）嘌呤，这对痛风急性期血

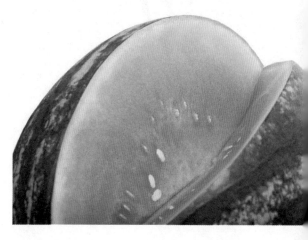

中尿酸过高者，尤为适宜，可以起到迅速、有效排泄尿酸的作用。

● 赤小豆

是一种利尿食品，而且所含嘌呤也极少。元代医家王好古就曾说过："赤小豆消水通气而健脾胃。"《本草纲目》亦云："赤小豆行津液，利小便，消胀除肿。"通利小便可增加痛风病人血尿酸的排泄，所以，无论急、慢性痛风病人，都宜用赤小豆煨汤食用，既增加饮水量，又加强利尿排泄作用。

● 梨

性凉、味甘，有生津、清热、化痰的作用。梨不仅是多汁多水分的水果，而且基本不含嘌呤，同时又属一种碱性食物。所以，急性和慢性痛风病人均适宜。

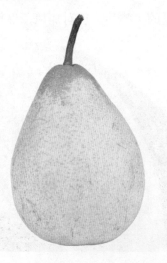

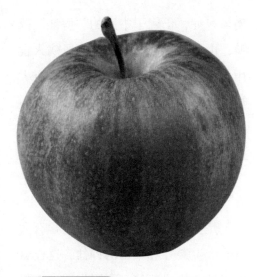

● 苹 果

性凉、味甘，能生津、润肺、除烦、解暑。凡食物在体内代谢后的产物是碱性的，就称为碱性食物。苹果是碱性水果，含较多的钾盐，又含水分，基本不含嘌呤，这些都有利于人体内的尿酸排泄。所以，凡痛风病人，无论急性期或慢性期病人，皆宜食用。

● 葡 萄

性平，有补气血、强筋骨、利小便的作用。早在《名医别录》中就记载："逐水，利小便。"《百草镜》还说它："治筋骨湿痛，利水甚捷。"《滇南本草》又称它"大补气血，舒筋活络"。痛风为中医的风湿痹痛，故慢性痛风者食之尤宜。葡萄是一种碱性水果，含嘌呤极少，或基本不含嘌呤，又有较多的果汁水分，这些都有利于痛风病人血尿酸的排除。

牛 奶

是一种高蛋白、多水分、基本不含嘌呤的滋补佳品，最宜痛风病人饮用。无论急性或慢性痛风病人，均宜长期服食。

玉 米

是一种基本上不含嘌呤的食物，所以，痛风病人可尽管食用。《本草推陈》中还说它"为健胃剂，煎服亦有利尿之功"。将玉米磨成细粉，调入粳米粥内，煮成稀薄的玉米粥，适宜痛风病人作主食长久服食。

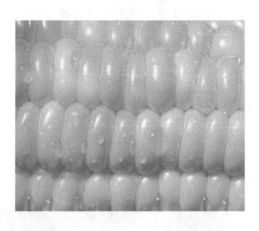

芦 根

性寒、味甘，有利尿解毒的作用。根据中国药科大学叶橘泉教授的经验，芦根能溶石，适宜尿酸性疾病病人及痛风者食用。

此外，痛风病人还宜食用胡萝卜、番茄、瓠子、丝瓜、菜瓜、荠菜、大白菜、茼蒿、洋葱、蕹菜甘蔗、香蕉、柑橘、杏干、桃子、樱桃、栗子等。

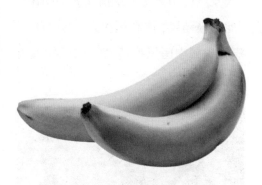

痛风病人禁忌食物

狗 肉

为温补性食品，又含有嘌呤类物质，痛风病人因体内嘌呤代谢紊乱，其急性发作期又类似中医的热痹，故凡痛风者忌吃狗肉，尤其是在急性痛风性关节炎发作期间，更当禁食。

鹅 肉

为发物食品，历代医家多认为鹅肉能发痼疾。痛风病人属体内有湿热之邪，尤其是急性发作者多属中医"热痹"之症，鹅肉甘润肥腻，多食能助热碍湿而引起复发，故当忌食之。鹅蛋性同鹅肉，《饮食须知》中说："鹅卵性温，多食鹅卵发痼疾。"它又是高胆固醇食物，痛风病人忌食。

▶ 螃蟹

性大凉，民间视之为诱发疾病的"大发"食物。《本草衍义》中指出："此物极动风，体有风疾人，不可食。"痛风也属中医风疾范畴，痛风病人当忌食之。

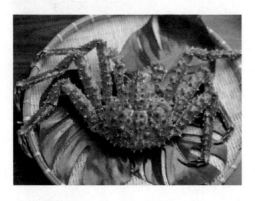

▶ 虾

性温热，能补肾壮阳，而且虾又为一种诱发疾病之"发物"。《随息居饮食谱》中说："虾，发风动疾，生食尤甚，病人忌之。"《饮食须知》亦认为"多食动风肋火，有病之人勿食"。急性痛风之人多属热痹，故当忌吃。

▶ 杏

性温热、味酸甜，易导致助痰上火。根据前人经验，多吃杏子，有"伤筋骨，生痰热，发疮痈，动宿疾"之弊。痛风病人，本宜清淡之物，尤其是在急性痛风期，中医称为热痹，更不宜食杏子等温热、伤筋骨、牛痰热的食品。

▶ 莴苣

据分析，莴苣中也含一定量的嘌呤，故痛风病人不宜多吃。

▶ 花红

俗称沙果、蜜果、林檎。性平，味酸甜，其性收涩，闭阻经络血脉，这对痛风者不利。如《千金·食治》中说它"令人百脉弱"。《开宝本草》也认为："不可多食，发热涩气，发冷痰，生疮疖，脉闭不行。"《本经逢原》还指出："林檎，病人每好食此，多致复发，壅闭气道使然。"所以，痛风病人忌食为妥。

▶ 龙眼肉

性温热，多食易助热上火、壅滞经络，同时它也是含有嘌呤的食物。

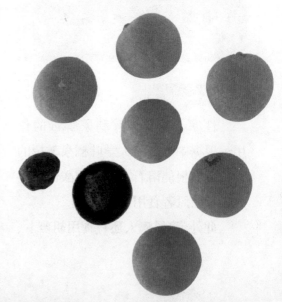

《本草汇言》说它"甘温而润，恐有滞气"，《药品化义》认为龙眼肉"甘甜助火，亦能作痛"。因此，痛风病人不宜多吃。

胡椒

民间及历代医学家均认为胡椒属辛辣刺激性食品。如明朝李时珍指出："胡椒，大辛热。辛走气，热肋火，热病个食之，动火伤气。"痛风病人，尤其是在痛风病发作期，关节局部红肿热痛，状如热痹，若食胡椒，助热动火，势必加剧病情，故切勿食之。

桂皮

即中药肉桂。性大热，味大辛，有"小毒"，为常用的芳香调味品。但多食久食，有助热上火、助衄伤阴之弊。所以，《药性辨疑》中就曾说："肉桂，性最烈，不可多服。"尤其是在痛风急性发作期，更不可服食辛热肋火的肉桂，若食之，势必加重病情，增剧疼痛。

白酒

俗称烧酒，是一种辛烈刺激性饮料，正如李时珍所说："烧酒，纯阳毒物，与火同性。"说明其火热之性，独冠群物，有苦温燥烈、蕴湿生热之弊。尤其是在急性痛风发作之际，切

勿饮酒。若饮之，势必火上浇油，加剧疼痛。即使是慢性缓解期，也当禁忌，否则会引起病情复发。

啤酒

虽然其酒精度远低于白酒，也不如烧酒辛烈、苦温、上火，但啤酒中含有大量的嘌呤物质，故也不宜多饮。

此外，痛风病人还应当忌吃含高嘌呤的食品，如动物的肝、肾、脑、胰等内脏和猪肉、牛肉、火腿、羊肉、鸭肉、鸡、鸽子、鹌鹑、鲤鱼、比目鱼、沙丁鱼、鹧鸪、鳝鱼、贝类等，忌吃菠菜、蘑菇、龙须菜、扁豆、香椿头、青芦笋、豌豆、人参、辣椒、茴香、花椒等，忌喝浓茶、浓咖啡等。

痛风饮食误区

误区之一：痛风病人不能吃鱼和肉，可以喝汤

一些痛风病人酷爱吃鱼和肉，但是又害怕嘌呤摄入量过多，于是就采

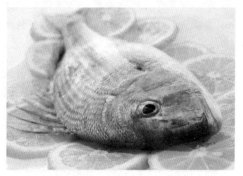

取了一个折中的方法来处理——只喝汤，解解馋。其实这是认识上的误区。因为嘌呤具有很强的亲水性，食物中的嘌呤更容易溶在汤中，尤其是火锅汤中嘌呤含量非常高，远远大于肉本身。所以在选择鱼和肉类食物时，不能喝汤，而是要食肉弃汤才是安全和科学的。

误区之二：吃海鲜没有问题

这种说法不全面，不能一概而论。多数海鲜制品的嘌呤含量都很高，在痛风急性期一定要禁食，但在痛风慢性期可以参看嘌呤含量，斟酌着少量食用。还有一些海产类食物，如海带、紫菜，嘌呤含量较少，可以适量食用。

误区之三：奶油和巧克力能随便吃

奶油、巧克力、可可、黄油、奶酪等几乎都不含嘌呤，痛风病人可以放心食用。但是，这是对单纯痛风病人而言的。实际上，痛风不会形单影只地发生，它往往会合并糖尿病、肥胖等多种疾病。奶油和巧克力对于这些疾病的病人来说，应该是限量食用的，最好不吃，以避免热量太多，加重病情。

碱性食品最适合痛风病人

痛风病人大多属于酸性体质，在酸性环境中尿酸非常容易沉积。这就是很多病人在其他因素如劳累、受寒等得到控制的情况下，痛风仍然反复发作的原因。为了减少痛风发作，改善预后，减轻痛苦，我们需要尽量改善病人的内环境，而改善内环境的主要手段是服用碱性药物或食物。在临床上常用的碱性药物是苏打。但小苏打因为口感不好，服用后中和胃酸，抑制病人的食欲；还有的病人认为"是药三分毒"，拒绝服用药物。

但不吃药怎么改善内环境呢？只能通过吃碱性食物来改善环境了。碱性食物主要包括多数蔬菜类、水果类、海藻类，换言之，低热量的植物性食物几乎都是碱性食物。植物性食物是碱性食物的主力军，同时植物中含有大量的纤维素，纤维素进入肠道可以促进肠道蠕动，加快尿酸等代谢产物从肠道中排出，有利于病人健康。植物性食物中含有大量有益人体的各类维生素，如维生素C可以促进尿酸从肾脏中排出，减少尿酸在血液中积聚，从而减少痛风发生的概率。

此外，一些饮料，如苏打水、可乐等都是呈碱性的，可以适量饮用。一般的碱性食物都是适合痛风病人的，痛风病人可以根据自己的喜好选择碱性食物。

误区之四：涮火锅、喝啤酒没问题

火锅原料主要是动物肝脏、虾、贝壳、海鲜。调查证明，涮一次火锅比一顿正餐摄入嘌呤含量高10倍，甚至数十倍，常吃火锅者易发生痛风。同时，一瓶啤酒可以使血尿酸升高一倍，吃火锅，再来点啤酒，可真是火上浇油了。

误区之五：豆腐得味，远胜燕窝

俗话说"青菜豆腐保平安"，这正是人们对豆腐营养保健价值的赞语。豆腐以其高蛋白、低脂肪、低热量、低胆固醇的突出优点而成为公认的理想食品。

豆腐虽好，但含嘌呤较多，嘌呤代谢失常的痛风病人和血尿酸浓度增高的病人多食易导致痛风发作。

腐竹属豆制品的一种，也有较高的嘌呤含量，痛风病人应少吃腐竹。

误区之六：长寿多吃拉面

拉面作为一种传统主食，因其味美、营养丰富、方便、价廉，成为中式快餐的绝佳选择，受到人们的青睐。但是，营养师却提出忠告，一碗

猪骨拉面约含700～800卡的热量。吃一碗拉面几乎已经占一天所需的热量的一半。这样的高热量对于痛风病人来说有点承受不起，需要好好计算一下。

而且，应该提醒大家的是，几乎每种美味的拉面都是用多种材料熬制汤底的。尤其是用猪骨熬成的猪骨拉面，汤中含有大量的胶质和脂肪，热量较其他的拉面更高，而且由于反复熬汤，嘌呤含量很高，所以尿酸高的病人还是少吃为妙。

误区之七：防病吃素

有的痛风病人为了避免嘌呤摄入过多而采取吃素的办法，而且常年吃素。这是不科学的，长期如此会导致体内蛋白质的缺乏，不但影响健康，还可能会引发各类疾病。痛风病人可以通过定期检查血液尿酸值来指导饮食，并且根据食物嘌呤含量表选择适合自己病情的食物。只要能将血尿酸值控制在正常的范围内，适当吃些肉食是允许的。

误区之八：少喝两口小酒问题不大

这是非常错误的想法。痛风病人经常由于喝酒精饮料之后引起急性发作。这是由于过量饮用酒精饮料会使体内乳酸增加，由此破坏了清除尿酸的正常工作。另外要指出的是，酒精本身也会增加尿酸的产生，而且酒精饮料还含有一定的嘌呤，不适合痛风病人饮用。所以说高尿酸血症、痛风病人一般都应限制饮酒。

那么痛风病人到底能不能喝酒，能喝多少酒呢？白酒、啤酒、威士忌等酒精饮料中都多少含有嘌呤，而啤酒中嘌呤含量最高，尤其是每天都大量饮酒的人来说，从啤酒中摄取的嘌呤量是绝对不可以忽略的。因此，啤酒对痛风病人来说是危险的，血清尿酸值高的人还是尽量不要喝啤酒为好。痛风急性期病人必须戒酒，慢性期和间歇期的病人应力求戒酒。

如果酒瘾难戒或应酬时非喝不可，也应控制酒量，不能胡吃海喝。喝多少合适呢？一般来说，一天饮量可定为白酒 50 毫升，或威士忌 60 毫升。饮用啤酒每日最多为 1 瓶，且要慢慢喝，不能一口喝光。如果保持这种程度的饮酒量，一般不会在嘌呤摄入量上出现问题。

健康顾问

痛风病人能吃海参、海蜇吗？

一般情况下来说，痛风病人是不宜吃海鲜的，因为海产品嘌呤过高，食用后尿酸增高，加重痛风的病情。但是，海参和海蜇是个例外，痛风病人是可以吃海参和海蜇的。

海参和海蜇的嘌呤含量比大米、面粉还要低，所以痛风、高尿酸症的病人可以食用海参和海蜇。

海参和海蜇不仅嘌呤含量低，脂肪含量也很低（100 克海参仅含 0.2 克脂肪）。但是每天食用海参的量不宜过多，应该在 50 克到 100 克之间（鲜重）。

许多痛风病人由于惧怕尿酸过高而在选择动物性食品的时候长期选择牛奶和鸡蛋，这样就容易导致病人微量元素铁和锌缺乏。长此以往容易使病人出现贫血、抵抗力下降。而海参含丰富的微量元素铁和锌，海蜇含有丰富的微量元素锌。

另外，动物血对痛风病人来讲也是一个很好的补铁食品，而且嘌呤含量低。对于痛风病人来讲，除在急性期注意含嘌呤食物的选择，还应该多食用蔬菜、水果，喝大量的水。

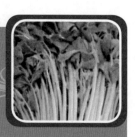

痛风病人发病时非常痛苦，而高嘌呤、高热量、高蛋白的饮食，是痛风病人的致命杀手。如果痛风病人不遵守饮食原则、胡吃海塞，就一定会受到疾病的"制裁"。

饮食疗法

饮食治疗的目标

高尿酸血症及痛风病人进行饮食治疗主要有三个目标：

1. 减少外源性嘌呤成分的摄入，以减少尿酸的来源，尽快终止急性发作症状，控制急性痛风性关节炎。

2. 限制过度饮酒。

3. 控制体重达到正常范围。

食疗方例

蒲公英粥

鲜蒲公英 30 克（连根较好）加水煎取浓汁，去渣留汁 200 毫升，加入粳米 50 克、水 400 毫升，煮成稀稠粥，用冰糖调味。每日 2 次，稍温服食，3 ~ 5 日为 1 个疗程。

按语：清热解毒，主治痛风证属湿热壅遏。

赤豆薏米粥

赤小豆 15 克，薏苡仁、粳米各 30 克，加水如常法煮粥。早、晚分食。

按语：清热利湿，通络蠲痹，主治痛风证属湿热壅遏。

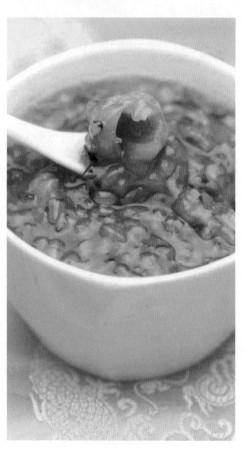

冬瓜赤豆汤

冬瓜 30 克、赤小豆 15 克加水适量，煮至豆烂熟，调味即可。随意食用。

按语：清热利湿，主治痛风证属湿热壅遏。

蒸茄子

将茄子 250 克削皮，切成两半，上蒸笼蒸烂，略晾凉后，放上酱油 5 克，麻油、蒜泥、食盐各 5 克，拌匀即可。佐餐食用。

按语：清热解毒除湿，主治痛风证属湿热壅遏。

土茯苓骨头汤

猪脊骨 500 克加水煨汤，煎成 1000 毫升左右，取出猪骨，撇去汤上浮油。土茯苓 50 克切片，以纱布包好，放入猪骨汤内，煮至 600 毫升左右即可。每日饮 1 剂，可分 2～3 次饮完。

按语：清热解毒，补肾壮骨，主治痛风证属湿热壅遏。

茯苓粥

薏苡仁粉 30～60 克，陈仓米（即陈粳米）60 克同入砂锅内，加水 500 毫升左右，煮成稀粥。每日早、晚餐顿服，10 日为 1 个疗程。

按语：健脾化湿，除湿蠲痹，主治痛风证属痰湿阻滞。

木瓜粥

粳米 30 克加水煮粥，待粥将成时，调入茯苓粉 15 克稍煮。早、晚食用。

按语：健脾化湿，主治痛风证属痰湿阻滞。

首乌粥

先将粳米 50 克加水煮粥，粥半熟时调入何首乌粉 25 克，边煮边搅匀，至黏稠时即可，加白糖调味。早晚分食。

按语：补益肝肾，健脾和胃，主治痛风证属肝肾亏虚。

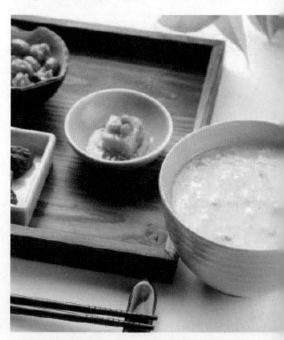

薏苡仁防风茶

生薏苡仁 30 克，防风 10 克加水煮熬，去渣取汁。代茶饮，每日 1 ~ 2 剂，连饮 1 周。

按语：祛风除湿，通络宣痹，主治痛风证属痰湿阻滞。

栗子粥

栗子粉 30 克与糯米 50 克加水 400 毫升，放砂锅内，用文火煮成稠粥。温热服食，早、晚各 1 次。

按语：健脾胃，壮筋骨，主治痛风证属肝肾亏虚。

葡萄粥

粳米 50 克加水如常法煮粥，粥半熟未稠时，把洗净的鲜葡萄粒 30 克加入，再煮至粥稠即可。早晚分食。

按语：补肝肾，益气血，主治痛风证属肝肾亏虚。

牛膝粥

牛膝加水 200 毫升，煎至 100 毫升，去渣留汁，入粳米 100 克，再加水约 500 毫升，煮成稀粥。每日早晚温热顿服，10 天为 1 个疗程。

按语：健脾祛湿止痛，主治痛风证属肝肾亏虚。

桑寄生煲鸡蛋

将桑寄生 30 克，鸡蛋 1 只一起放入砂锅，加水文火炖煮，至蛋熟，将蛋捞出，去壳再放入汤内煮 15 分钟即成。饮汤吃蛋。

按语：补益肝肾，强筋壮骨，主治痛风、神经痛、高血压。

秋水仙茶

先将秋水仙鳞茎 5 克剥成片状，按量与绿茶 2 克同放入有盖杯中，用沸水冲泡，加盖焖 10 分钟即可饮用。代茶，频频饮服，一般可连续冲泡 3 ~ 5 次，当日服完。

按语：主治痛风急性发作期，老年急性痛风性关节炎。

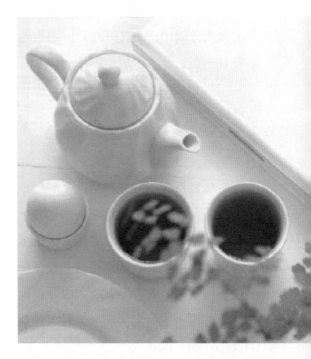

威灵仙蜜饮

先将威灵仙 30 克择洗干净，切碎后放入砂锅，加水浓煎 2 次，每次 30 分钟，合并两次滤汁，趁温热加入蜂蜜 20 毫升，拌和均匀，即成。早、晚两次分服。

按语：适用于急、慢性痛风。

炒笋丝

竹笋 250 克切丝，用植物油 30 毫升炒熟，酌加食盐调味即成。用作佐膳，宜常服之。

按语：清热、解毒、化湿，适用于痛风缓解期。

薏苡仁土茯苓

将薏苡仁 30 克、土茯苓 60 克一起放入砂锅中，文火煎煮 1 小时即成，每日一剂，分 2 次服。

按语：健脾利湿，清热，主治痛风。

百合粥

先将百合 100 克拣去杂质，掰成百合瓣，洗净后，与淘洗干净的粳米 100 克同入砂锅，加水适量，大火煮沸后，改用小火煨煮至百合、粳米酥烂，粥黏稠即成。早、晚 2 次分服。

按语：主治老年痛风急性发作期轻症病人。

天麻杜仲粉

先将天麻 150 克、杜仲 150 克分别拣去杂质，洗净后晒干或烘干，切碎，共研成细粉，装瓶，备用。每日 2 次，每次 6 克，温开水送服。

按语：适用于慢性痛风。

山慈姑蜜饮

先将山慈姑 5 克洗净，切成薄片，放入砂锅，加水浓煎成 150 毫升，收取滤汁，加入蜂蜜 10 毫升，拌和均匀，即成。每日 2 次，每次 75 毫升。

按语：主治老年痛风急性发作期及急性痛风性关节炎。

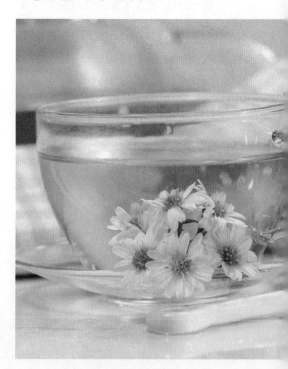

• 三花饮

将花茶 5 克，金银花 5 克，菊花 12 克一起放入砂锅中，加水煮沸 5 分钟即可饮用。作茶饮。

按语：清热解毒，祛风利湿，主治痛风。

四季饮食推荐

随着饮食结构的改变，如今越来越多的百姓遭遇上了吃出来的痛风病。限制和调理饮食是控制痛风病的关键。

• 春季痛风病人饮食推荐

香椿竹笋

原料：竹笋 250 克，香椿 50 克，盐 8 克，味精 2 克，淀粉（豌豆）5 克，花生油 60 克，香油 25 克。

做法：

1. 竹笋切成劈柴块。

2. 嫩香椿头洗净切成细末，并用精盐略腌一下，去掉水分。

3. 锅烧热放进熟花生油。

4. 先投入竹笋略加煸炒，再放香椿末和精盐、鲜汤、味精，用旺火收汁，湿淀粉勾芡，淋上麻油即可起锅装盘。

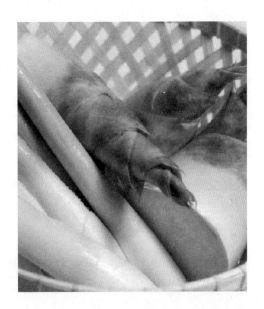

功效：竹笋是低脂肪、低糖、多纤维食品，食用笋不仅能促进肠道蠕动，帮助消化，去积食，防便秘，还有预防大肠癌的功效。竹笋是肥胖者理想的减肥食品，同时有降血压的功效。香椿有助于增强机体免疫力。本菜嘌呤含量甚微，非常适合痛风病人食用，尤其适合痛风合并肥胖症、高血压的病人。

鱼腥草拌莴苣

原料：鱼腥草 100 克，鲜莴苣 300 克，葱、姜、蒜、盐、醋、味精、麻油各适量。

做法：

1. 先将鱼腥草洗干净，放入锅中加水煮 20 分钟，过滤、浓缩。

2. 莴苣去皮、洗净，切成长丝，

79

用 1 克食盐腌制。

3. 在莴苣丝中加入鱼腥草汁和调味料拌匀即可。

功效：鱼腥草和莴苣有清热解毒、凉血利尿、排脓的作用。可防止痛风性结石引起的尿路感染，并且对尿路感染有明显的治疗作用。

牛膝炒莴苣

原料：牛膝 15 克，莴苣 300 克，葱、盐、植物油少许。

做法：

1. 将干净的牛膝研成细粉，过筛；莴苣洗净、去皮，切成薄片；葱切成细丝。

2. 将炒锅用武火烧热，加入油，再烧热，放入葱花炝锅，放入莴苣片、牛膝粉，加入少许盐，翻炒至熟即可。

功效：牛膝具有补肝肾、强筋骨、强健四肢的作用；莴苣能够增进食欲，具有利尿的作用。

雪里蕻炒百合

原料：雪里蕻腌菜 300 克，鲜百合 200 克。

做法：

1. 将雪里蕻洗净后拧干水，切极细，百合洗净待用。

2. 锅烧热，下麻油，待油烧至五成热时，放入雪里蕻煸炒，2～3 分钟后，再加入百合同炒，略加水，下适量精盐调味。

3. 旺火烧至百合熟时，即可起锅装盘。

功效：百合具有润肺止咳、清心安神的功效；雪里蕻性温，味甘平，具有解毒消肿、开胃消食的功效。本菜为低嘌呤菜肴，适用于痛风病人服药期间口味不佳时食用，有清热解毒、开胃的作用。

薏苡仁煮樱桃

原料：薏苡仁 80 克，樱桃 100 克，冰糖 30 克。

做法：

1. 将薏苡仁淘洗干净；把樱桃去

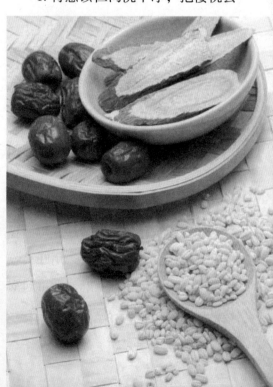

果核和柄，洗干净。

2.将薏苡仁和樱桃放入锅中，加1500毫升水同煮，武火煮沸，换用文火再煮半小时，加入打碎的冰糖即可。

功效：薏苡仁具有健脾消肿、舒筋络、缓挛急的功效，对痛风病人的关节疼痛尤为适宜。樱桃的含铁量居水果首位，对风湿性腰腿痛、四肢不仁、关节屈伸不利有很好的作用。

薏苡仁煮丝瓜

原料：薏苡仁 80 克，丝瓜 150 克，葱、姜、蒜、盐、味精、植物油少许。

做法：

1.薏苡仁洗净，浸泡一夜；丝瓜去皮，洗净，切成长薄片；葱切段，姜切片。

2.将薏苡仁、丝瓜、姜、葱同放在锅中，加水 1500 毫升，武火煮沸，再用文火煮半小时出锅，放入盐、味精、油即可。

功效：丝瓜能祛风通络，治疗痹痛、筋脉拘挛。

红花桃仁粥

原料：桃仁 10 ~ 15 克，红花 6 ~ 10 克，粳米 50 ~ 100 克。

做法：

1.将桃仁捣烂如泥，与红花一并煎煮，去渣取汁。

2.粳米与做好的汁同煮为稀粥，加红糖调味。

功效：红花具有活血化瘀、通调经脉、止疼痛的功效，桃仁能润滑肠道。此粥适合痛风筋脉拘挛的病人长期食用。

小米鸡内金粥

原料：小米 100 克，赤小豆 50 克，鸡内金 50 克，精盐 0.5 克，胡椒粉 0.5 克。

做法：

1.将鸡内金洗净切小碎末。

2.赤小豆、小米洗净入锅，加水 1500 毫升，煮 40 分钟，入精盐、胡椒粉，调匀即成。

功效：赤小豆有健脾利水、清热除湿的功效，有利尿作用。鸡内金健

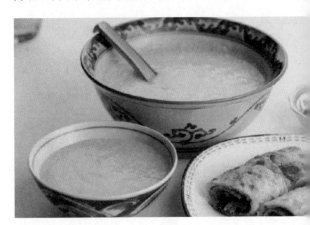

脾开胃助消化。此粥适合于痛风性肾病引起的食欲不振、脘腹胀满、消化不良等症。

薏苡仁木瓜粥

原料：薏苡仁50克，木瓜100克，粳米50克。

做法：

1.将木瓜、薏苡仁洗净，泡软。

2.把泡好的薏苡仁、木瓜与粳米放在一起，加入500毫升的水，小火熬成粥。

功效：健脾化湿，养肝和胃。薏苡仁健脾利湿，清热排脓，是目前热门的保健食品，有一定的抗癌功效。木瓜所含维生素C的含量是苹果的48倍，常吃有舒筋活络、软化血管、抗菌消炎、补肝和胃、抗衰养颜的作用。另外，常吃木瓜还有美容护肤、延缓衰老的作用。此粥适用于肝胃湿热、身倦乏力、关节屈伸不利的人。

山楂桃仁茶

原料：山楂20克，桃仁6克，红花6克，丹参10克，白糖30克。

做法：

1.山楂洗净去核，桃仁洗净去皮尖，红花洗净，丹参洗净切片。

2.把以上四味中药放入炖杯内，加水300毫升，炖煮15分钟后，冷却，过滤，除去药渣，加入白糖拌匀即成。

功效：桃仁味苦性平，有很强的活血化瘀的功效，对老年人肠燥便秘作用较好；山楂味酸，对于食滞不化、内积不消、脘腹胀满和伤食引起的腹痛泄泻效果好。此茶适合痛风合并高血压、高脂血症病人，以及痛风引起食欲不振、脘腹胀满疼痛的病人。

夏季痛风病人饮食推荐

西芹花生米

原料：西芹300克，熟花生米（盐水煮熟）100克，花生油、麻油、盐

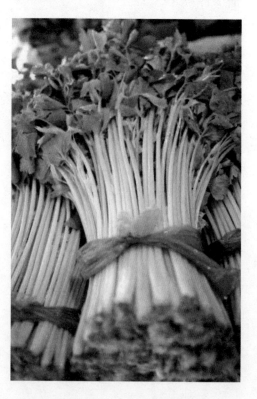

各少许。

做法:

1. 将西芹的叶子摘去,洗净。

2. 将锅内放上水、烧开,放入花生油,将西芹放入,无需煮太久,三四分钟即可。

3. 将西芹捞出,放入冷水中过冷,再将西芹捞起,剥去老皮,然后切段,装盘撒上食盐少许拌匀,最后放入花生米、香油,再拌匀即可。

功效:西芹有促进食欲,健脑、清肠利便、解毒消肿、促进血液循环的功效,有明显的降压作用,其持续时间随食量增加而延长。花生中含有的维生素 C 有降低胆固醇的作用,有助于防治动脉硬化、高血压和冠心病。本菜嘌呤含量低,适合痛风并高血压、高脂血症病人食用。

蕨菜豆腐丝

原料:蕨菜 400 克,豆腐丝 50 克,蒜茸 5 克,精盐 6 克,味精 2 克,黄酒 5 克,醋 10 克,麻油 15 克。

做法:

1. 蕨菜用清水浸泡后切成段,放入沸水中焯一下,投凉,控干水分,放入小盆中备用。

2. 豆腐丝、蕨菜放入小盆内,将准备好的调料放入拌匀,装盘即成。

功效:蕨菜具有清热解毒、安神利尿的作用;豆腐丝有丰富的蛋白质;蒜可以杀菌,预防夏季肠胃炎症。这道菜嘌呤含量低,适合痛风病人长期食用。

苦瓜拌芹菜

原料:苦瓜、芹菜各 150 克,芝麻酱、蒜泥各适量。

做法:

1. 将苦瓜去皮、瓤,切成细丝,用开水烫一下,再用凉开水过一遍,沥掉水分。

2. 将芹菜、苦瓜同拌,加入作料调匀即可。

功效:苦瓜富含维生素,有清热、开胃、防暑的作用,是盛夏解暑的佳品;芹菜能清热利水湿,又有降血压、血脂的功效。本菜嘌呤含量甚少,适合痛风病人食用,尤其适合痛风合并高血压、高脂血症病人食用。

荷叶莲藕炒豆芽

原料:鲜荷叶 200 克,水发莲子

50 克，鲜藕 100 克，绿豆芽 150 克，精盐各适量。

做法：将藕切成丝，将水发莲子与荷叶加水煎汤备用。素油烧热，放入藕丝煸炒至七成熟，再加入莲子、绿豆芽，烹入荷叶、莲子汤适量，调加精盐即成。

功效：莲子健脾益肾，荷叶利湿、升阳、轻身，鲜藕清热散淤，绿豆芽健脾利水。各种原料相配，共成补脾肾、渗水湿、消肥胖之佳品，对时有低热、下肢肿胀、小便不利的肥胖者，疗效尤为显著。本菜尤其适合在夏天食用，可以除暑热，清心火，止痹痛，对痛风性结石及痛风性关节炎有较好的疗效。

荸荠蛋羹

原料：荸荠 4 ~ 5 枚，鸡蛋 2 个，盐少许。

做法：

1. 将荸荠洗干净，切成小薄片。

2. 将鸡蛋打碎、搅匀，加入荸荠片，点入少量食盐，隔水蒸熟即可。

功效：荸荠性寒，可

以清热利湿；鸡蛋甘平，为血肉有情之品，可滋阴养血。此菜品适合痛风性肾病病人补养食用。

丝瓜鸡蛋汤

原料：丝瓜一根，鸡蛋一个，天津冬菜、葱花、味精、盐各适量。

做法：

1. 丝瓜切成长段，鸡蛋下锅煎香备用。

2. 水烧开，放入丝瓜、鸡蛋和冬菜、盐、味精、鸡粉，煮开，盛入碗中，撒上葱花即可。

功效：丝瓜性味甘、凉，有清热凉血、化瘀通络的功效，嘌呤含量很少，是痛风病人的常用蔬菜。本菜清心解暑，味美爽口，适合夏季暑热天气食用。

桃仁红枣丹参粥

原料：桃仁 15 克，红花 5 克，丹参 30 克，红枣 10 枚，粳米 100 克，红糖、葱花各适量。

做法：

1. 桃仁、红花、丹参一同洗净，煎取 100 毫升浓汁。

2. 粳米淘净，置入砂锅内，放入适量清水，武火煮至六成熟，放入药汁、红糖，文火慢煮至粥稠，再入葱花即可。

功效：丹参有凉血、活血的功效，并能养血安神，与大枣同煮养血安神之力更增。此粥能缓解痛风关节拘挛的症状，对痛风合并冠心病病人更是十分有益。

苦瓜蕨菜粥

原料：苦瓜 100 克，蕨菜 100 克，粳米 100 克，冰糖 100 克。

做法：

1. 将苦瓜洗净、去瓤，切小块备用；将蕨菜洗净，切碎备用。

2. 将粳米淘洗净，放入锅内，加入适量清水，置武火上煮。水沸后，放入苦瓜丁、蕨菜、冰糖，改用文火慢慢煮至米开花即成。

功效：苦瓜苦寒，可清热泻火；蕨菜滋阴解毒，现代研究表明具有抗癌作用。两者合用，可以清心解毒，而且嘌呤含量甚微，适宜高尿酸血症及痛风病人夏季食用。

绿豆甘草茶

原料：绿豆 60 克，生甘草 15 克。

做法：将绿豆与生甘草共研为粗末，纳入热水瓶中，冲入沸水适量，盖闷 20 ~ 30 分钟。频频代茶饮用。日夜各 1 剂，必要时 6 小时 1 剂。

功效：绿豆性凉，味甘，清热解毒、利小便；甘草可解多种毒，止痛缓挛急，两者合用，可除百毒。尤其适合痛风合并小便不利者饮用。

牛奶煮茯苓

原料：茯苓 60 克，牛奶 250 毫升，冰糖 15 克。

做法：将茯苓研粉，加水化开，用煮沸的牛奶冲入，再将冰糖打碎加入即可。每日早晨空腹服。

功效：茯苓可以治疗小便不利、水肿，又可以健脾，对于脾虚所致的身体乏力、食少、大便溏泄有很好的作用，而且也是宁心安神的药。很适

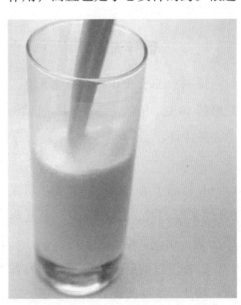

合痛风性肾病病人的食疗。

秋季痛风病人饮食推荐

凉拌藕片

原料：莲藕500克，酱油15克，精盐6克，味精2克，葱花3克，姜丝3克，蒜片3克。

做法：

1. 将莲藕洗干净，削去皮，切成片用开水烫一下，控去水分，装入盘内。

2. 在藕片上放上葱花、姜丝、蒜片，加入酱油、精盐、味精，拌匀即成。

功效：本菜含嘌呤量小，适合痛风病人日常食用。需要注意的是，藕片切好以后要立即投入凉水内浸泡，防止变黑，影响色泽。

香拌茄泥

原料：茄子350克，香油5克，芝麻酱10克，精盐7克，香菜、韭菜、蒜泥各少许。

做法：

1. 将茄子削去蒂托，去皮，切成0.3厘米厚的片，放入碗中，上笼蒸25分钟。出笼后略放凉。

2. 将蒸过的茄子去掉水，加入香油、精盐、芝麻酱、香菜、韭菜、蒜泥，拌匀即成。

功效：茄子嘌呤含量少，适合高尿酸血症及痛风病人食用。本菜需要注意的是，茄子一定要蒸烂，晾凉后除去水分再拌，否则会影响口感。

糖拌番茄

原料：番茄2～3个，粗粒白砂糖。

做法：

1. 番茄洗净，其中1～2个切牙状，置于圆盘周围。

2. 剩下的1个以蒂部为圆心，均匀四刀切成八份（注意蒂部不要切断），摆在圆盘中央。

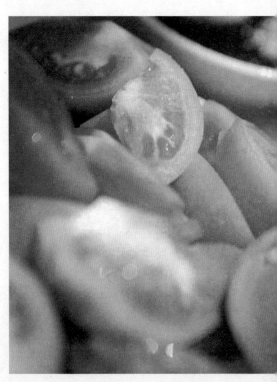

3. 以粗粒白砂糖撒于番茄上即成。

功效：番茄即西红柿，属碱性食品，有净化血液的功效，可碱化尿液，有助于血液中尿酸的排出，故非常适合痛风病病人的日常食用。但是合并有糖尿病的病人最好不要加糖，合并肥胖症的病人也宜少糖食用。

栗子白菜

原料：大白菜心900克，栗子500克，猪油800克（实耗约50克），鸡油60克，盐、味精各7克，料酒25克，鸡汤15克，湿淀粉10克。

做法：

1. 将大白菜心削去外皮、抽筋顺切成条，清洗干净，用开水氽透后捞出冲凉，修成长短一致的条并理顺，整齐地放在盘子内，撒上3克盐，注入清汤250克上屉蒸5分钟。栗子煮软去壳和内皮，稍微炒一下捞出来放在碗里，加些汤上屉蒸烂。

2. 将炒锅烧热注鸡油45克，把白菜稍炒即加入鸡汤、料酒、盐、栗子（去汁），用小火烧一下。将白菜出锅整齐地摆入盘内；再把汁调好味，加上味精，用湿淀粉勾成稀芡浇在白菜上，淋上鸡油即成。

功效：大白菜有清热、解毒、利

水之功。栗子含有丰富的维生素，能防治心血管疾病，维持牙齿、骨骼的坚固，可以预防和治疗骨质疏松、腰腿酸软、筋骨疼痛、乏力等症状，延缓人体衰老，是老年人理想的保健果。本菜具有补脾养胃、益肾强筋、凉血活血的功效，可用于治疗痛风性肾病。

凉拌双耳

原料：黑木耳、白木耳、胡萝卜、芫荽、新奇士柠檬、香油、糖、盐、蒜蓉。

做法：

1. 泡发后的黑白木耳放入开水里，氽烫1分钟左右立即捞起，浸泡在冰开水里。

2. 新奇士柠檬用手按压揉捏，先用工具刮下适量柠檬皮丝，另挤出半只柠檬汁。

3. 取适量香油、糖、盐、鸡精、芫荽、柠檬汁调和成可口调味汁。

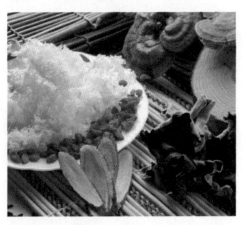

4. 黑白木耳去除耳根撕成小片，充分沥干水分，加适量芫荽叶、胡萝卜丝、柠檬皮丝和调味汁拌匀即可食用。

功效：黑木耳具有一定的抗癌和治疗心血管疾病的功能；白木耳被人们称为"菌中之冠"，既是名贵的营养滋补佳品，又是扶正强壮的补药。黑白木耳含嘌呤和热量均不高，是痛风病人的理想食品。

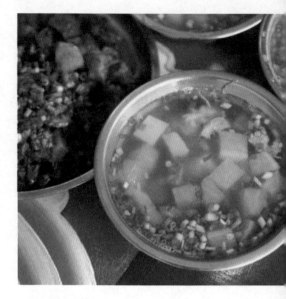

羊肉冬瓜汤

原料：羊肉 100 克（涮羊肉片），净冬瓜 100 克，精盐、味精、枸杞、黄酒、胡椒粉、姜丝。

做法：

1. 冬瓜去皮去籽切成长方薄片，锅内放水，将冬瓜放进锅内烧开，加精盐、黄酒、味精、胡椒粉。

2. 把羊肉、姜丝、枸杞放进锅内，再烧开，即出勺盛在碗内即成。

功效：冬瓜甘淡，富含维生素，不含脂肪，含热量较少，含嘌呤量低。高尿血酸症和痛风合并肥胖、糖尿病病人，尤其是有水肿的病人可以常吃、多吃此菜肴。

笋干冬瓜汤

原料：冬瓜 200 克，笋干 50 克，金针菇、香菜各少许。

做法：

1. 冬瓜切片，笋干洗净切段，金针菇洗净。

2. 先放入笋干，待笋干基本煮软后，放入冬瓜、金针菇。冬瓜熟后放入少许老抽。根据咸淡放少许盐，放几滴香油。出锅前，放少许香菜。

功效：冬瓜具有利水消肿的作用，此菜品尤其适用于痛风病人中有热证表现的水肿病人，其利尿作用显著。

山药枸杞粥

原料：山药 600 克，米 1/2 杯，枸杞、糖桂花（冰糖）、小葱。

做法：

1. 大米加水提前泡半小时；山药洗净，去皮切块。

2.将泡好的米放入锅中，加入5杯水煮开，改小火煮成粥，加入枸杞、山药块一起熬煮。稍搅拌，小火熬煮30分钟即可。

功效：山药能益气养阴，补脾肺肾三脏，作用和缓；枸杞滋补肝肾，有明目的作用。此粥性质温平，药力和缓，最适合长期饮用，滋养身体，特别是在痛风的缓解期和慢性期，有药食并补的优势。

薏苡仁莲子百合粥

原料：薏苡仁20克，百合5克，莲子6克，枸杞子、冬瓜仁、甜杏仁粉各10克，大米100克。

做法：将薏苡仁、莲子放碗内，加水适量置蒸锅蒸熟，再与洗净的百合、枸杞子、大米同煮粥，粥熟后调入冬瓜仁、杏仁粉再煮片刻即可。

功效：本品嘌呤含量少，适合痛

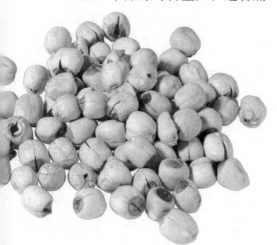

风病人长期食用，尤其是在痛风急性期，关节疼痛厉害、食欲不振时，食用本品能固护胃气，增加营养和食欲。

牛膝饮

原料：牛膝15克，白糖1汤匙。

做法：

1.将牛膝洗干净，研成细粉，过筛。

2.把牛膝粉和白糖放入锅中，加水500毫升，用武火煮沸，再用文火煮20分钟便可。

功效：牛膝能补肝肾、强筋骨，通行血脉而利关节，又可以利尿，行瘀通淋，可治痛风病人关节疼痛，尤善治下半身腰膝关节酸痛。现代研究表明，牛膝有利于痛风病人排出尿酸。适当食用白糖有助于提高机体对钙的吸收。

四红汤

原料：红豆80克，花生仁60克，红枣10个，红糖1汤匙。

做法：

1.红枣洗净用温开水浸泡片刻；红豆、花生仁均清洗干净，红豆用水浸泡1小时。

2.将红豆、花生仁放入锅内，加足量清水用小火慢煮约1个小时。放入红枣、红糖，继续煮约30分钟即可。

功效：赤小豆利水消肿，解毒排脓，对肾性水肿及多种原因导致的水肿有效。大枣可以补血益肝，健脾利湿，清热消肿，行水解毒。将花生连红衣一起与红枣配合食用，既可补虚，又能止血，最适宜身体虚弱的出血病人。本品适合痛风性肾病有水肿症状的病人。

冬季痛风病人饮食推荐

麻酱凤尾

原料：嫩莴笋尖400克，细盐3克，芝麻酱10克，酱油10克，味精0.5克，芝麻油10克。

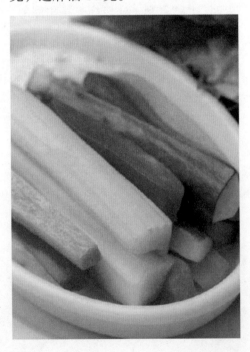

做法：

1. 莴笋尖去皮，修整齐后，在粗端改成四瓣（切开部分为莴笋尖长度的3/5）。

2. 放入沸水锅内焯至断生捞出，撒上少许细盐拌匀摊开，整齐摆放于盘内，淋上由芝麻酱、酱油、味精、芝麻油调成的味汁即成。

功效：莴笋含嘌呤量低，口感爽脆，能促进食欲，适合痛风急性期病人食欲不振时食用。

糖醋萝卜丝

原料：青萝卜400克，香油10克，白糖30克，米醋20克，精盐3克。

做法：

1. 将青萝卜洗净去皮，切成细丝，用凉开水过一遍，控净水分装盘。

2. 加入精盐、白糖、米醋、香油拌匀即成。

功效：萝卜消食行气，化痰止渴，所含嘌呤量极少，非常适合痛风病人食用。但是因高尿酸血症、痛风病人多伴有肥胖，因此可以适当减少糖的使用量。

黄瓜拌木耳

原料：黄瓜500克，水发木耳50克，精盐、酱油、味精、白糖各适量。

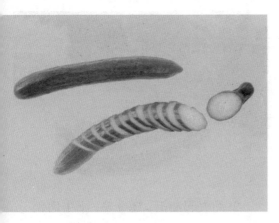

做法：

1. 将黄瓜洗净，切为 0.2 厘米左右的圆片，撒精盐腌制 10 分钟左右，挤去水分放在盘中；酱油内加白糖、味精调匀待用。

2. 将水发木耳去杂、洗净，挤干水分撕成小片放入黄瓜盘内。使用前倒入酱油拌匀即可。

功效：黄瓜热量、嘌呤量都比较低，非常适合痛风病人尤其是痛风合并肥胖症病人食用。需要注意的是，痛风病人减肥不可速度过快，更不能采取饥饿疗法，因为人体饥饿的时候，会影响肾脏对尿酸的排泄，加重痛风的病情。

木香炒鸡蛋

原料：木香粉 6 克，鸡蛋 2 个，葱、盐、植物油少许。

做法：

1. 将鸡蛋打破倒入碗内，放入木香粉，加入盐、葱，搅拌均匀。

2. 将炒锅烧热，倒入植物油，把油烧热，倒入搅拌好的鸡蛋浆，翻炒至鸡蛋浆成形，并且颜色变成金黄色即可出锅食用。

功效：木香性辛，行气、调中、止痛；鸡蛋是营养丰富的食品，含有蛋白质、脂肪、卵黄素、卵磷脂、维生素和铁、钙、钾等人体所必需的矿物质。本菜对于气滞型痛风病人有较好的食疗效果，尤其是关节疼痛明显者，有较好的行气止痛作用。阴虚津液不足病人禁用。

酸辣猪血汤

原料：猪血 300 克，酸菜 20 克，精盐 10 克，味精 4 克，酱油 3 克，香油 3 克，胡椒粉 2 克，剁椒 5 克，葱 2 克，鲜汤 500 克。

做法：

1. 将酸菜切碎，猪血切成 0.4 厘米的厚片，葱切花。

2. 锅置旺火上，放入底油烧热，将酸菜、剁椒炒香，加入鲜汤、酱油、精盐、味精烧开，再放入猪血，待汤烧开撇去浮沫，撒入胡椒粉、葱花，淋上香油，倒入汤碗内即可。

功效：猪血补心安神、补益精血、生精润燥，是血肉有情之品，而且嘌吟含量低，是痛风病人可以食用的少数动物食品之一。本品是冬季进补佳品，非常适合痛风病人食用。

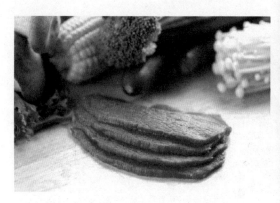

大枣猪血羹

原料：大枣 250 克，猪血 500 克，精盐、味精、黄酒、葱花、生姜末各适量。

做法：

1. 将猪血洗净，切成小块。

2. 大枣冲洗干净，剔去枣核后切碎。

3. 炒锅上火，加入适量清水和猪血、大枣、黄酒、葱花、生姜末，用旺火煮沸后，改用小火炖至汤汁稠浓时，再加入精盐、味精，稍炖即成。

功效：猪血和大枣均有补脾、安神、养血的作用。猪血的嘌呤含量低，营养含量却很高，是痛风病人不可多得的营养食物。本品适合于高尿血酸症及痛风慢性期的病人食用。

仙人掌炒牛肉

原料：牛肉（肥瘦）60 克，仙人掌 60 克，姜 5 克，盐 3 克，植物油 15 克，味精 2 克。

做法：

1. 选鲜嫩牛肉洗净，用调味料腌好。

2. 武火起油锅，爆香姜，下牛肉，炒至八分熟，取出。

3. 取仙人掌洗净，切细。

4. 起油锅下仙人掌炒熟，然后下牛肉，调味并加入湿芡即可。

功效：牛肉健脾胃，补虚损，对肾虚腰痛病人来说是佳品。仙人掌苦寒，可行气血，清热止痛。现代研究表明，仙人掌所含的维生素能抑制脂肪和胆固醇的吸收，并可以减缓对葡萄糖的摄取，所以适合痛风合并糖尿病、高血压、肥胖症病人的食疗。

丹参红花粥

原料：粳米 150 克，丹参 10 克，红花 6 克，白砂糖 25 克。

做法：

1. 将丹参润透，切成薄片；

2. 红花洗净，去杂质；

3. 粳米淘洗干净；

4. 将粳米与丹参、红花一同置于铝锅内，加入 800 毫升清水；

5. 用武火烧沸，再改用文火煮35分钟至粥成，加入白糖调味即成。

功效：丹参、红花均具有活血化瘀的功效，此外，丹参还有安神的作用，对于年老体质差的痛风久病之人尤宜。此粥适合痛风筋脉拘挛、疼痛剧烈的病人。

生姜大枣饮

原料：老姜片150克，红枣12颗，红糖适量。

做法：

1. 红枣洗净、泡软，沥去水，去核备用。

2. 所有材料均放入锅中，以大火煮熟，改小火熬煮约30分钟即可。

功效：姜汤可以增进血液循环，有助于驱散寒邪；大枣补血。本饮品适合痛风风痹痛病人，可以祛寒止痛。此外，该饮品非常适合冬季食用，在遭受冰雪、水湿、寒冷侵袭后立刻饮用，可散寒暖体，防止感冒。

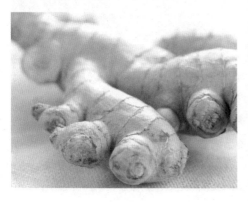

健康顾问

过度饮用果汁易引发痛风

通常情况下，过度饮用一些酒类容易导致痛风。但研究发现，过多饮用含糖软饮料或果汁引发痛风的风险高于酒类。

美国与加拿大的科学家参与了这项研究。研究人员跟踪4.6万名40岁以上、没有痛风史的男性约12年，记录、分析他们使用软饮料的情况。研究发现，与那些平均每月饮用软饮料少于1罐的男子相比，平均每天饮用2~3罐软饮料的男子患痛风的概率高出85%。但饮用适量软饮料并没有什么危害。研究人员说，饮用大量果汁或食用大量富含果糖的水果，如苹果和柑橘，也容易引发痛风。但研究报告说，这必须同水果的健康益处权衡之后再做取舍，因为多吃水果和蔬菜有助于预防一些慢性疾病，比如高血压、冠心病和一些癌症。

痛风主要症状是关节疼痛发炎，特别是足部和手部关节。发病原因是血液中尿酸增多和关节周围的尿酸盐沉积，导致关节疼痛。许多软饮料和果汁含有大量果糖，这种果糖会提高人体内尿酸含量。

研究还发现，使用果糖做甜味剂的饮料比使用蔗糖的饮料更容易诱发痛风。但是，无糖软饮料不会诱发痛风。

樱桃可以治痛风

樱桃别名莺桃，有水果中的钻石之美誉，性温、味甘、微酸，入脾、肝经，有补中益气、祛风湿的功效。可用于治疗痛风、风湿腰腿疼痛、四肢不仁、关节屈伸不利、病后体虚气弱、气短心悸、倦怠食少、咽干口渴及冻疮等病症。《滇南本草》说樱桃"治一切虚证，能大补元气，滋润皮肤；浸酒服之治左瘫右痪，四肢不仁，风湿腰腿疼痛"。

樱桃富含铁和维生素A，含铁量位居水果之首。此外，樱桃中还含有维生素B、维生素C及钾、钙、磷等微量元素。每100克樱桃含水分83克，维生素C 0.15毫克，尼克酸0.4毫克，抗坏血酸3毫克，钾258毫克。

樱桃含铁量高，抗贫血，促进血液生成。樱桃性温热，兼具补中益气之功，能祛风除湿，对风湿腰腿疼痛有良效。民间经验表明，樱桃可以治疗烧烫伤，起到收敛止痛、防止伤处起疱化脓的作用。常用樱桃汁涂擦面部及皱纹处，能使面部皮肤红润白嫩，去皱消斑。最新的科学研究还发现，樱桃含有的花色素、花青素、红色素等多种生物素，有助尿酸的排泄，能缓解因痛风、关节炎所引起的不适。

其止痛消炎的效果，可能比阿司匹林还要好。但需要注意的是，樱桃性温热，容易上火的病人不宜多食，热性病及虚热咳嗽者忌食。樱桃核仁含氰苷，水解后产生氢氰酸，药用时应小心中毒。

樱桃甜汤

鲜樱桃2000克，白砂糖1000克。樱桃洗净后放入锅中，加水煎煮20分钟，再加白糖熬5分钟备用。每天服30～40克，分3次服用。

樱桃酱

樱桃肉1000克，白砂糖、柠檬汁各适量。樱桃洗净后去皮去籽。将果肉和白砂糖一起放入锅中，用武火将其煮沸后改文火，煮至黏稠状时，加入柠檬汁，再煮5分钟即可。晾凉可食。

Part 3 下篇 痛风病的物理疗法

对于痛风病的治疗，既可采用西医疗法，也可同时结合中医中药、推拿、按摩、针灸等物理疗法，以治疗和控制痛风病的病情。

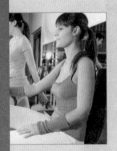 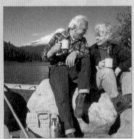 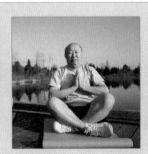 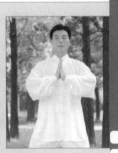

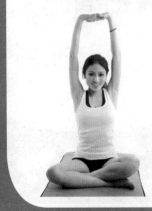 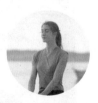 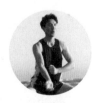 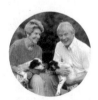

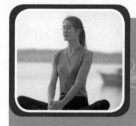

运动疗法

预防痛风病，重要的是坚持长期进行缓慢轻微的运动，因为肥胖容易使尿酸值上升，所以，即使从消除肥胖的角度考虑，散步等有氧运动也是预防痛风的基础。

痛风病人运动原则

▶ 20多岁的痛风病人所选择运动负荷可稍大

20多岁的痛风病人身体已经发育到一生中的高峰，但是身体的柔韧性和平衡感却开始消退，所以病人在进行肌肉锻炼的时候，平衡感和柔韧性练习不可偏废。

在痛风缓解期间，如果病人没有关节的畸形，病情也比较平稳，活动量可以相对大一些，可以选择游泳、跑步、室内器械等运动。病人还要进行韧带牵拉和平衡练习等。每周运动最好保持在3次，每次锻炼20～30分钟，每次都要锻炼到出汗。

在痛风发作期，由于病人关节疼痛往往忽略了运动，其实此时病人还是可以坚持肢体锻炼的。肢体锻炼能使全身血液循环加快，病灶血液供应增加，有利于带走炎性产物。此时病人可以快步走和韧带牵拉及平衡练习

为主。有些病人可能会为不能坚持往日的运动量而苦恼，这是没有必要的，因为此时关节本来处于水肿状态，如果剧烈运动，会使水肿加剧，关节炎的症状反会加重。

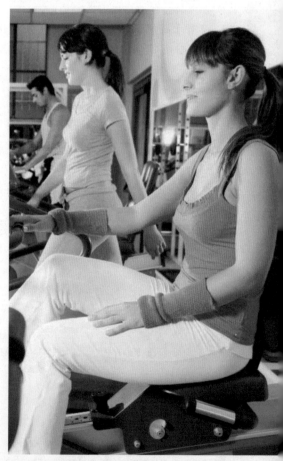

30 ～ 50 岁的痛风病人锻炼需全面

30 ～ 50 岁的病人是社会和家庭的中坚力量，生活压力比 20 多岁时更大，由于此时骨骼开始出现骨质疏松，女性尤其需要重点进行力量素质的锻炼，以塑造肌肉和保持骨骼健康，还要在健身活动中将伸展、柔韧性和平衡锻炼包括进去。

这个阶段的痛风病人一定要养成锻炼的习惯，可以选择如远行、爬楼梯、打网球等运动。对身体的好处是能增加体力，加强下半身肌肉，特别是双腿。像爬楼梯既可以出汗健身，又比较容易做到。打网球则是非常合适的全身运动，能增加身体各个部位的灵敏度与协调性。从心理上，这些运动能让人神清气爽，缓解紧张的压力。

痛风病人在痛风发作期间的活动量是不同的，只要没有影响到患病关节，病人可以进行伸展、柔韧性和平衡训练，但肌肉力量的锻炼在痛风发作期一定要控制。

50 ～ 70 岁的痛风病人运动要坚持

在这个阶段，病人需要面对的是更年期问题和自主神经紊乱等，还有心血管病的威胁。如果能坚持运动，把压力以运动的形式排除，就可以不同程度地调整这些问题。若此时想保持体重，那必须进行更多的训练。然而，这个年龄阶段运动容易发生各种疾病，所以锻炼时一定要多加小心。

这个时期不要追求达到一个什么样的程度，可以选择慢跑为主加入一些弹跳性的动作，如踮脚尖等。病人在痛风发作期也要坚持活动，哪怕是不能下地活动，也要举手抬脚，以活血通络。总之，运动决不能偏废。

70 岁以上的痛风病人运动需安全第一

这个年龄阶段，病人没有任何理由不去进行有氧运动和力量锻炼，那些身体虚弱或者患有肺气肿、心脏病、

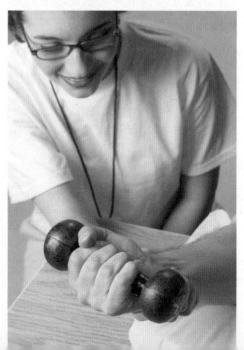

糖尿病、骨质疏松症、高血压和关节炎等疾病的老年人，从事锻炼的益处最大。此时柔韧性和平衡锻炼要比以前任何时候都显得重要。病人最好养成规律性的、持续性的运动习惯，可以选择散步、交谊舞等运动。散步能强化双腿，帮助预防骨质疏松与关节紧张；交谊舞能增进全身的韵律感、协调感和优雅，非常适合不常运动的人，同时，交谊舞是集体项目，也可以缓解老年人孤独的心理。

高龄的痛风病人在痛风急性期提倡多休息，缓解期则可以适量活动，总的原则是安全第一。

痛风病病人进行锻炼的意义

体重的增加和体力活动减少常是痛风和Ⅱ型糖尿病发生的重要诱因，也是产生高脂血症及冠心病等病的原因。所以肥胖病人更需要增加体育锻炼，以减轻体重。

长期有规律的体育锻炼有以下作用。

增加热能消耗，减少脂肪，减轻体重

身体运动时肌肉活动量加大，这

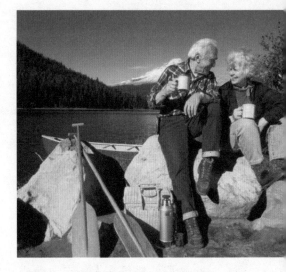

样就可以消耗摄入的过多热能。一般情况下，即使是轻微的体力劳动也能使机体多消耗 $10\% \sim 20\%$ 的热能。运动还能调整大脑皮质活动状态，恢复神经内分泌系统对新陈代谢的正常调节，促进脂肪分解，减轻体重。

增强胰岛素敏感性，减轻胰岛素抵抗性

近来的研究发现，Ⅱ型糖尿病、糖耐量减低、冠心病、高脂血症、高血压、肥胖、高尿酸血症等，均存在着共同的发病机制——胰岛素抵抗，并把上述疾病群称为胰岛素抵抗综合征。长期适量运动可增加细胞对胰岛素的敏感性，增强脂肪细胞中酶的活性，消耗过剩的脂肪组织，具有减肥的作用，从而使细胞膜上的胰岛素受体敏感性增高，达到降糖、降脂作用。

通过影响食欲减少食物的摄入量

体育锻炼可使 5- 羟色胺的水平升高，从而抑制食欲，减少热能的摄入。锻炼还可以增强胃肠蠕动，减少腹胀、便秘等常见的消化道症状。

降低血脂

体育锻炼可降低血中极低密度脂蛋白（VLDL）、低密度脂蛋白（LDL）、胆固醇、甘油三酯、胰岛素和血尿酸水平，有利于防止心血管并发症发生。

精神效能

运动使人感到精神爽快，能够消除各种精神紧张，起到镇静作用，减轻病人在限制饮食过程中的精神紧张。运动还可以改善血液循环系统的功能，降低血压，增强心肺功能，特别是长期定量定时的运动，可提高病人的工作能力，增强他们生活的信心，让病人养成良好的生活习惯。

痛风病人完全可以适当运动。痛风病人大多数有肥胖、超重、高血压症、高脂血症和动脉硬化等问题，许多病人年龄已在 50 岁以上，心血管功能不是十分健全，故应该进行适当的体育运动，以增强体质，改善心血管功能。体育运动还有利于维持理想的体重，防止肥胖。所以，应把体育锻炼作为治疗痛风有益的辅助措施。

体育运动分无氧运动与有氧运动。有氧运动是通过运动中的呼吸，有效地吸入氧气，并产生热能的运动。有氧运动的特点是持续时间长，能增强耐力，消耗多余的脂肪，不易疲劳。适当的体育运动对痛风病人是有益的，它可预防痛风发作，减少内脏脂肪，减轻胰岛素抵抗性。采用最大氧摄取量 50% ~ 60% 的中等运动量，也就是说 50 岁左右的病人，以心率能达到 110 ~ 120 次 / 分钟，少量出汗为宜。每日早晚各运动 30 分钟，每周 3 ~ 5 次。运动的种类以散步、游泳、打网球、健身运动等耗氧量大的有氧运动为佳。如果选择散步应注意一天以 10000 步为目标进行；稍微

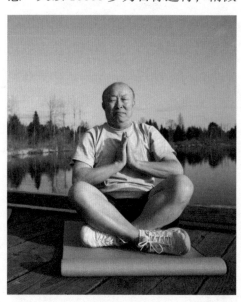

快步则以 11 分钟 100 步左右为宜。剧烈运动使有氧运动转为无氧运动，肌肉中三磷腺苷（ATP）分解向血液里大量释放肌苷（次黄嘌呤核苷）、次黄嘌呤，使血尿酸、血乳酸增高而抑制肾脏对尿酸的排泄。无氧运动不能长时间持续进行，它不能消耗大量热能，消耗的主要是糖类，几乎不动用脂肪，因此痛风病人要尽量避免无氧运动。

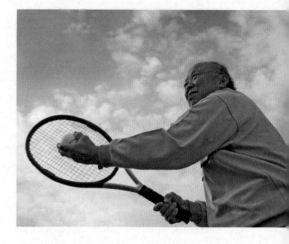

痛风病病人进行体育锻炼的注意事项

1. 安排体育锻炼之前必须请医生做有关项目的检查，然后决定是否适合进行体育锻炼，以及适合什么性质的锻炼。

2. 运动促使人体肌肉力量增加，关节活动幅度增大，但其改善内脏功能的过程是渐进的，所以运动贵在坚持。要准备进行数周、数月甚至更长时间的锻炼，以便取得较好的防治效果。一般来说，运动是从小量开始，逐步增加到适当的运动量；运动的方法可从较简单的开始，逐步过渡到采用较复杂的运动方法。整个治疗过程应做到有计划、有步骤、有系统地进行，间断而无规律的体育锻炼决不会收到预期的效果。

3. 体育锻炼的运动量要适当，切不可过度。过度的体力消耗会使体内乳酸增加。乳酸可抑制肾脏排泄尿酸，使血尿酸升高，甚至引起痛风性关节炎发作。

4. 当痛风发作时应停止体育锻炼，即使比较轻微的关节炎发作也应暂时中止锻炼，直到完全恢复后再考虑重新开始锻炼。感染发热，特别是高热时，不宜进行锻炼。因发热时人体产热增加，蛋白质大量分解，心跳加快；同时发热常是感染性疾病在体内发生和发展的反映，此时若不注意休息，盲目地运动，往往会使这些不良反应加剧，从而使病情加重。

5. 运动时，一定要穿舒适的鞋子，且注意保暖。

6. 体育锻炼的最佳时间是在午睡后的下午至晚饭前。许多人喜欢在清晨四五点起床后立即去锻炼，这种选择是错误的。

清晨不宜进行体育锻炼的理由如下：

清晨起床时，人体的肌肉、关节及内脏功能均处于松弛低下状态，对体育锻炼尚不能适应，容易造成急、慢性损伤。

清晨起床时，人体血液黏稠度偏高，加上锻炼时出汗引起水分消耗，血液更为黏稠，容易造成血管梗阻而突发心脏意外或中风。痛风病人多为中老年人，伴发心血管病的概率较高，在清晨锻炼更具有一定的危险性。下午时间，人体内脏功能的活动及血液循环均已处于稳定状态，对体育锻炼有良好的适应能力与耐受性。

许多人认为清晨的空气最新鲜，其实并非如此。清晨空气中二氧化碳的含量比下午要高，这是因为夜间没有阳光，树叶的光合作用停止，放出较多二氧化碳。此外，由于夜间缺乏太阳能的辐射与紫外线的照射，至清晨太阳尚未出来时空气中的有害物质及病原微生物密度较高，对人体十分不利。所以清晨锻炼，尤其是摸黑起来进行体育锻炼是不可取的。体育锻炼的地点选择在人少、树木较多、安静、清洁之处较为合适，如公园、田野、河畔、山边、湖旁等。最忌在马路、公路旁或烟尘及噪声较多的工厂区、闹市区进行锻炼。

常用运动疗法

散步

适合痛风病人的六种散步方法。

1. 普通散步法

这种散步方法一般以每分钟60～90步的速度行进，每次走30～60分钟。开始锻炼时，可以每天走或隔天走，每次走15分钟，等身体适应后，再逐步增加。经常做的锻炼活动，每次最好不要少于半小时，否则会影响锻炼效果。

2. 快速步行法

这种步行法可增强心脏功能和减轻体重，适宜肥胖的中老年人锻炼。要求每小时步行5000～7000米。快速散步可以防止大脑老化，扩大肺活

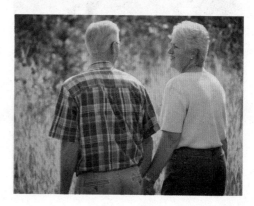

量，增加心脏工作量，促进血液循环。练习快速步行，必须循序渐进，逐步增加运动量。开始锻炼时，持续时间以半小时为宜，走 2.5 千米，身体适应后可有计划地增加运动时间和步行速度。但必须注意运动时的心率，应控制在每分钟 120 次以下，有心血管疾病的病人尤其要严格掌握好这一点。快速散步者衣着宜轻、软，冷热适宜；鞋袜舒适合脚，以软底为好；应检查身体，尤其是血压、心电图；自我监测，利于发现问题，量力而行，不可勉强；饭后，不宜立即快速散步，待半小时到 1 小时后再进行。

3.定量步行法

这种步行法又叫医疗散步，是针对中老年人出现发胖和高血压等心

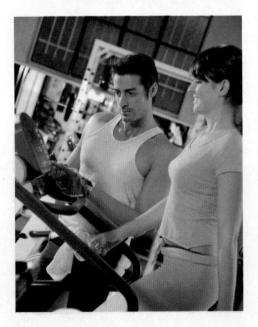

血管疾病而制定的运动处方。这个为期 3 个月的运动处方，是以每次消耗 1225.2 ～ 2093.5 千焦耳（300 ～ 500 千卡）的热量为标准进行安排的运动。强度以脉搏为尺度，40 岁者每分钟 120 次，60 岁者每分钟 110 次。实行时可按本人的条件作适当调整。具体定量方法是：40 岁以下的人开始时以 1 分 30 秒走 100 步为尺度进行练习。每隔 3 日，一次增加 50 步，到第 18 次时，要求在 10 分钟内走 1000 步；到第 23 次时，要求在 12 分钟内走 1250 步；到第 30 次时，要求 18 分钟内走 1950 步。据测定，坚持这种步行锻炼，可减少腹壁脂肪，降低血压。

4. 摆臂散步法

这种散步法，适宜有呼吸系统慢性病的病人锻炼。步行时两臂用力前后摆动，自然呼吸，锻炼时间及运动量可根据个人具体情况掌握。坚持锻炼可增进肩部韧带和胸廓的功能，促进血液循环，改善病情。

5. 摸腹散步法

这种散步法，是防治消化不良和胃肠道慢性疾病的保健法。散步时用两手不断按摩腹部。

6. 负重散步法

腰部负重，采用装满沙子的腰带，

腕、踝处也可用圈带负重。该法能训练耐力，增强背肌和腹肌力量，也可增强下肢肌力。建议痛风病人关节病变不严重时采取此法。

关节操

指关节操

握拳与手指平伸交替运动。握拳时可紧握铅笔或粗一点的棍棒，手指平伸时可将两手用力合掌。

腕关节操

两手合掌，反复交替用力向一侧屈曲，亦可紧握哑铃做手腕屈伸运动。

肘关节操

手掌向上，两臂向前平举，迅速握拳及屈曲肘部，努力使拳抵住肩。再迅速伸掌和伸肘，反复进行多次，然后两臂向两侧平举，握拳和屈肘运动如前。

肩关节操

一臂由前方从颈伸向背部，手指触背。同时，另一臂从侧方（腋下）伸向背部，手指触背。尽量使双手手指在背部接触。每天反复多次。

踝关节操

坐位，踝关节分别做屈伸及两侧旋转运动。

膝关节操

下蹲运动与向前抬腿运动，每回重复活动 10 ~ 15 次，每次 2 ~ 3 回。

八段锦

八段锦适合于痛风间歇期与慢性稳定期功能恢复锻炼。

1. 两手托天理三焦

立正，两脚分开同肩宽，两眼平视前方，面带笑容，宁神调息，舌抵上腭，气沉丹田，鼻吸口呼。双手十指交叉于小腹前，随即翻转掌心向下，缓缓由胸前上举两臂，翻掌上托于头顶，目视手背，稍停片刻；松开交叉的双手，自两侧向下划弧，慢慢落于小腹前，稍停片刻。如此反复练习 8 ~ 10 次。配合呼吸，两手上托时深吸气，放下时呼气。

2. 左右开弓似射雕

自然站立，左足向左横跨一步成

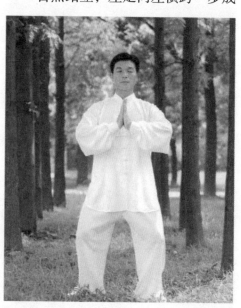

马步，两膝向内扣紧，两足做下足蹬用劲，意如骑在马背。两臂下垂，手握成空拳于髋部，随后两手向胸前抬起与乳部相平，左手在内，右手在外，叠于胸前。右臂弯曲为弓手，手指做箭式，即示指、中指并拢伸直，余下三指屈曲捏拢快速指向右前方，头顺势转向右侧，双目通过右手示指凝视右前方，左手同时半握拳，缓慢而有力地拉向左胸外侧，意如弓箭待机而发。稍停片刻，将两腿伸直，顺势两手向下划弧，收回于胸前，再向上划弧，经两侧缓缓下落于两髋外侧，同时收回左腿还原为站式。再换右足向右，如此左右调换。拉弓时吸气，复

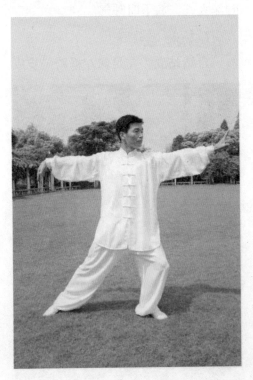

原时呼气。反复做 8 ~ 10 次。

3. 调理脾胃须单举

站立，两腿与肩同宽，两臂平屈于胸前，手心向上，指尖相对。左手向上高举过头，指尖向右，掌心向上，同时右手用力下按，掌心向下，指尖向前并吸气。两臂弯曲，左手背贴于头顶，右臂屈于胁侧，呼气。右手向上高举过头，吸气，掌心向上，指尖向左，同时左手用力下按，掌心向下，指尖向前。左右手相反，姿势动作相同，还原站立。如此左右调换 8 ~ 10 次。

4. 五劳七伤往后瞧

自然站式，先将左手劳宫穴贴在下腹丹田处，右手贴在左手背上（女性相反）配合吸气，挺胸收腹，上体不动。随呼气转头向右后方看去，设想看到右足心，并以意引气至右足心，稍停片刻，再配合吸气将头转向正面，并以意引气自足心经大腿后面到鱼尾、命门穴。如此左右调换，反复 8 ~ 10 次。

5. 摇头摆尾去心火

自然站立，左脚向左侧横开一大步，屈膝下蹲成马步，上体正直，两眼平视，两手按膝上，手指向内。向臂肘处撑劲，以意领气由丹田至足心，意守涌泉穴。随后以腰为轴，躯

干摇转至左前方，头面与左膝呈一直线，臀绷紧，右臂弯曲，以助摇摆，稍停片刻，即向右方向摇摆，反复8～10次。

6. 两手攀足固肾腰

自然站立，膝盖挺直，两手叉腰，四指向后托肾俞穴。先向后仰，然后上体前俯，两手顺势从腰部平掌下按，沿膀胱经下至足跟，手向前攀足尖，意守涌泉穴。稍停片刻后直腰，手提至腰两侧，意引气至腰，意守命门穴，两手叉腰上。如此反复8～10次。

7. 攒拳怒目增气力

自然站立，左足横出一大步，屈膝下蹲成马步，两手屈肘提至腰间，半握拳，拳心向上意守丹田或命门，两臂环抱如半月状，两拳相对，距三拳许，随即将左拳向左前方出击，顺势头稍向左转，随拳凝视远方；两拳同时收回原位，松开虚拳，向上划弧经两侧缓缓下落，稍停片刻，收回左脚还原站式。如此左右交替，反复8～10次。

8. 背后七颠诸病消

自然站立，挺胸收腹，两腿伸直并拢，两臂自然下垂，肘臂稍作外撑，意守丹田，随即平掌下按，顺势提起足跟，配合吸气，稍停后随呼气将足跟下落着地。身体放松，手掌下垂，提足时头向上顶，落地时身体稍有震动感。如此反复8～10次。

● 瑜伽

身体内的骨骼是以关节相连，因此关节需经常活动。关节不仅承担着巨大的耐磨力和拉扯力，同时也承担着身体的重量，可见关节对我们的重要性。膝关节是我们行动的关键，但在日常生活和运动中膝关节又极易受伤。我们可以借助瑜伽来练习膝关节，使其具有柔软性和弹性，减少痛风的发生。瑜伽锻炼膝关节主要有以下几种体位：

1. 膝伸展

（1）动作：坐姿，背部挺直。双腿向前平伸。右腿上抬至45度角，双手在右膝盖后相握，吸气时伸展膝盖，呼气时屈膝，并将膝盖拉向胸部。配合呼吸伸曲8次。放松，换腿重复。

（2）作用：灵活膝关节，加强腿部力量。加热膝盖周围肌肉，保

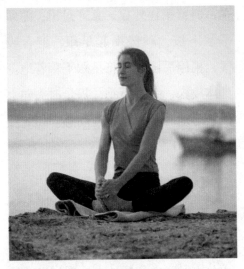

持韧带的力度和柔韧性。

2.抱膝式

（1）动作：站姿。重心移至左腿。吸气时双手抬起右膝，呼气时将右膝拉向腹部挤压。吸气伸展，呼气挤压，重复6次，第7次拉向腹部挤压时停留同时进行3～6次呼吸，放松。换左腿重复。

（2）作用：强调膝关节和大腿肌肉的平衡力量，减少膝盖受伤。

3.幻椅式

（1）动作：站姿。双腿并拢。吸气时双手合十于头顶，保持背部伸展，呼气时屈双膝下蹲，感觉像是坐在椅子上，保持平衡，均匀呼吸3～6次。吸气时向上提起身体，呼气放下双手。放松。重复3次。

（2）作用：促进膝关节周围血液循环，帮助大腿和小腿的肌肉伸展。

赤脚踩石

脚踏鹅卵石是当今风靡美国、日本、韩国等30多个国家的一种古老而新奇的健身之道。脚是由多块骨头、肌肉、神经、血管和肌腱等所组成的运动器官。脚板对于人的作用有如根之于树，根深则枝繁叶茂，脚健则通体安和。中医理论认为，连接人体五脏的12条经脉有一半起止于足部。人体的心、肝、肺、肾、肠等数十个脏器都在足底有特定的反射区。赤足在鹅卵石道上行走，刺激这些反向区就能通过经络传导，协调脏腑功能，促进气血流畅，且能刺激人体潜能，调整失衡状态，提高机体免疫能力，增强体质，预防疾病，延缓衰老。

赤足踩石的"反射学按摩法"有两个重要的作用：

（1）赤足踩石能刺激脚掌穴位和神经末梢引起兴奋，从而激活身体

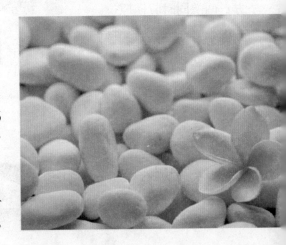

自主神经和内分泌系统的功能，加速血液循环，调理阴阳气血，促进新陈代谢；可滋阴补阳、健脑益腑、养护肾经和调整血压，改善睡眠、解除疲劳、提高机体免疫力与对外界环境变化的适应能力；同时，可使脚部得到充分的锻炼，并能有效地增强柔韧性和力量。

（2）进行赤足踩石活动，对痛风性关节炎、贫血、糖尿病、偏头痛、腰腿痛、气喘、眩晕、耳鸣、失眠、便秘、肢体麻痹、坐骨神经痛、痔疮、妇女痛经、高血压和内分泌功能紊乱等，都有一定的治疗效果。尤其是可以改善老年人心肺功能降低、大脑功能退化、下肢血液循环不良、胸闷、头晕、腿脚麻木、下肢及脚心发冷等症状。

除选择赤足踩石的方式外，还可采取一些相类似的方法。如赤足在沙地、草坪或地板上散步等，也对身心健康有积极作用。进行赤足锻炼，需注意安全，以免脚部损伤。"树大根茂，人壮脚健"。不妨你也去试试这种健身的方法吧！

◆ **站桩**

站桩功是以站式为主，使躯干、四肢保持一定的姿势，而让某些部位呈持续的静力性紧张（如膝关节长时间的弯曲），以达到意念集中、思想安静，从而收到预防疾病效果的静功功法。

习练者在站桩中，通过思维意识的运用，而进入意识相对的静止状态，从中实现人体的阴阳平衡，达到开通经络、调和气血、补养元气、培本固元的目的。通过站桩功中的锻炼，使体内的真气运动自如，同时通过心法的应用进入静定的状态，达到天地人三合一的境界。

站桩的种类有许多，这里主要介绍一字罗汉桩与活步站桩式两种站桩的方法。

1. 一字罗汉桩

两脚分开站立，两足尖双向外侧分开，成一字形，屈膝下蹲至水平线成罗汉步，一手抬肘与肩平，手心向

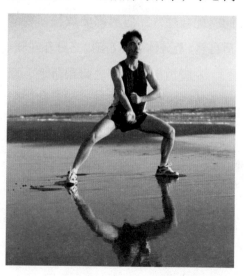

外，松直手指，高举前额处，约3寸距离；另一肘向外，手指向里，手心向下，虎口对准腰部，距腰部3寸，成一字罗汉桩。两眼平视前方，头部端正，身体正直，自然呼吸。

罗汉桩难度较大，一开始练习从5分钟开始，逐步增加到10分钟、20分钟、30分钟，早晚各做一次。此桩上接天气，下采地气，日久则精满气足，百脉通畅，关节滑利，痛风自愈。

2.活步站桩式

凝神站立，双腿微微下蹲，将重心换到右腿上，双手同时握拳，配合吸气使气下沉到足。左脚轻提，脚尖点地，脚跟悬空。气下沉右脚向左前方迈出一步，脚尖点地同时双拳变掌向前方按出，掌心向前，左手高于右手，双肘圆弯，眼看左手。迈步出掌同时配合呼气，肩肘都要放松，要舒适自然。七分体重在右腿，三分在左腿。

左脚迈出后，继之脚跟落地，双掌下按到腹前，身体重心到左腿同时左腿微弯，双掌变拳同时右足尖点地，足跟悬空，配合吸气。站稳后右脚向右前方迈出一步，脚尖点地，双拳变掌向右前方按出，配合吸气。右手高于左手。七分体重在左腿，三分在右腿，眼看右手。如此周而复始向前方

行步，可以直走也可转圈走。开始动作需要缓慢，节奏分明，呼吸配合得当。每次练习可由5分钟渐增到30分钟，每日2次到4次。

健康宝典

随着年龄的增长，机体分解代谢逐渐在新陈代谢中占有优势，尿酸的排泄随之减少。所以老年人更易于发生高尿血酸症，患痛风病的风险也较年轻人有增长，因此老年人的健康保健尤为重要。

合理的运动可以行气血，活经络，强正气，御病邪，从而使老年人延年益寿。过去人们常说"人活七十古来稀"，现在看来，七八十岁的老人随处可见，随着人们的物质和文化生活水平的改善，医疗卫生技术的提高，人们向百岁迈进已经是完全有希望的事情了。

长寿是人们所期望的，但有的人却不能长寿，这里除了遗传因素、社会因素、心理因素、疾病及意外死亡等原因外，能否进行并坚持体育运动也是直接影响长寿与否的重要因素。我们所追求的长寿不是满身病残地活着，而是做一个身心健康的老年人，做一个生活上基本可以自理的老人。这是老年人心理的需要，也是老年人身心健康的需要。

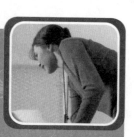

沐浴疗法

沐浴疗法，是指用水、空气、阳光、森林、沙土、药物及其他物质进行浸浴，用来治疗疾病的一种外部治疗法。

日光浴疗法

日光浴疗法适用于痛风性关节炎慢性期、缓解期和稳定期的康复治疗，以及中老年人骨质疏松、血钙水平低等。

1　操作方法

（1）全身日光浴。开始应有几天空气浴，一般先照射身体某一部位，然后逐渐扩大范围，并取不同的姿势（站、坐、卧、蹲、走、跑、跳等），尽量使身体各部位都能受到照射，但不要照射头部。照射时间可由十几分钟逐渐增加到 1 ~ 2 小时，时间长短要根据年龄、体质、病情、性别而定，以无不良反应为限。在较长时间照射时，最好间歇几次，中间可在阴凉处进行空气浴。治疗 1 次，休息 1 日，20 ~ 30 次为 1 个疗程。

（2）局部日光浴。开始时，可先在阴凉处接受散射光 3 ~ 5 日，每次 5 ~ 10 分钟的空气浴（裸露身体或穿背心、短裤在自然空气环境中活动）。然后直接暴露于日光下，但每日仍要先做 5 ~ 10 分钟的空气浴，先晒下肢或背部，继则晒上肢或胸、腹部。也可直接照射患病的关节和病变部位，顺序为足部、下肢、上肢、腹部、胸部、背部等。轻者可在上午 9 ~ 11 时，下午 4 ~ 6 时裸露四肢，在室外活动，如散步、做操、下棋、慢跑等。在室外戴墨（目）镜、小帽护眼，夏天要防中暑。

2　注意事项

（1）本疗法要根据夏天气候条件进行，一般选在 20℃ ~ 35℃时进行日光浴较好。

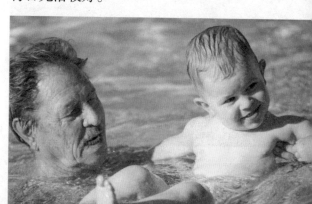

（2）治疗时应注意有无头晕、头痛、食欲改变、失眠、烦躁、体温升高等症状，可能中暑应予以对症治疗，并停止日光浴。

（3）治疗时应遵守渐进原则，由小量开始，逐渐增加至规定的最大剂量。在日光浴的过程中，如皮肤出汗，则表示超过剂量。如发现皮肤显著红肿，则为日光浴灼伤特征，应终止治疗。

（4）气温 <20℃，风速 >3 米/秒，应停止治疗。

（5）为了防止日光直射头部发生日射病，须用遮阳伞遮住头部，佩戴护目镜，保护眼睛。

（6）不得在空腹或饭后立即做日光浴，一般在饭后 30 分钟到 1 小时才可进行。

（7）日光浴后应在遮阴处休息10 分钟左右，然后进行温水浴。

（8）在日光浴过程中，体内水分、盐类丢失增多，在浴场中需备含有维生素、盐类的清凉饮料，随时饮用。

（9）在日光浴治疗过程中，可行各种轻微活动，不可睡眠和阅读、吸烟等。

矿泉浴疗法

1 矿泉水的特性

（1）温度。适宜温度能使末梢血管扩张，血流增加，脉搏加快，心脏排血量增加，使大脑皮质抑制扩散，降低神经兴奋性。

（2）浮力。浮力使人在水中的体重变轻，有利于肢体在水中的功能活动。

（3）压力。人体受水压作用，有利于四肢血液返回躯干，从而使回心血容量增多，心排血量增加，促进

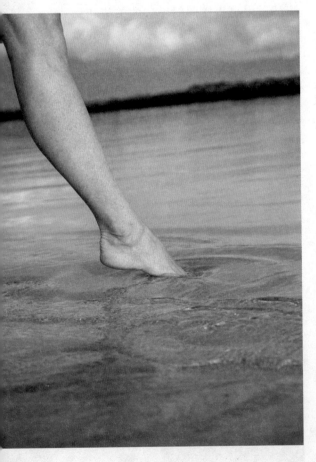

血液循环和代谢加快，病变部位组织代谢增强。

（4）化学作用。由于有温度、浮力、压力等机械效应，矿泉水中的无机盐对人体皮肤产生刺激，形成温度效应和化学刺激效应，这些效应的综合作用可达到镇痛止痛、改善血液循环、调节神经内分泌系统功能等综合作用。痛风性关节炎病人在发病时，有不同程度的运动、功能障碍，经过矿泉浴的温度、浮力和水的静压力等作用，使运动器官的负担减轻，动作灵活，可达到运动锻炼的综合治疗目的。

矿泉浴配合药物、功能锻炼、理疗等综合治疗，效果会更好。矿泉浴适用于痛风性关节炎的间歇期、慢性期和缓解与稳定期的康复治疗。

2 治疗方法

（1）全身浸浴。全身浸浴是最常用的一种方法。要求沐浴者安静地仰卧浸泡在浴盆或浴池里，水面不要没过胸部，水面过高会影响心脏功能。水温要保持在 37℃ ~ 42℃，每次浸

浴 10 ~ 20 分钟（以个人耐受为准）。这种热矿泉浸浴对神经的兴奋作用较强，能促进新陈代谢。在全身矿泉浴时，还可以配合水下按摩，这对缓解肌肉紧张，减轻神经及关节疼痛，恢复关节功能，促进机体康复均有较好的作用。但因热水浴会使全身大量出汗，浴后必须要适当休息和补充水分等。

（2）半身浸浴。仅下半身浸泡在矿泉水中，可因水温、按摩、运动等，而有兴奋、强化和镇静作用。这种半身浸浴水温要维持在 36℃ ~ 43℃，每次浸浴时间要因人而异。可采取半坐位或半卧位，水位不可过脐，每次 10 ~ 25 分钟，同时用手按摩双下肢肌肉、穴位，做被动关节强制运动，也可请按摩医生治疗。全身出汗量大时，应适当休息和补充水分。

（3）局部浸浴

◆坐浴。将腰部、骨盆、臀部及大腿上部都浸在矿泉水中。此法除能清洁会阴部外，还对下腹部组织器官及骨盆部血液循环有很好的作用。矿泉水坐浴有镇静、改善睡眠作用，还具有缓解痉挛、消除疼痛，促

进腰骶部炎症吸收、消散作用。水温39℃～42℃，每次15～25分钟，每日1～2次。

◆足浴。双足浸在热矿泉水中，水温要求39℃～43℃，每次15～25分钟，水平面要超过踝关节上10厘米，对踝、足趾关节均有较好的解痉止痛作用（浴后要注意保温）。

◆手臂浴。把双手及前臂均浸在热泉水中，水温维持在39℃～43℃，每次15～25分钟，可反复浸浴，每日1～2次。对手指关节、肌肉疼痛有较好的解痉止痛作用。

3 注意事项

（1）空腹与饱食后不宜进行热矿泉浴，一般在饭后1～2小时进行。入浴时间的长短要因人而异，以病人能耐受，同时浴后感觉舒适为宜。如浴中或浴后脉搏超过120次/分，应停止浸浴并先行休息。

（2）热矿泉温度，一般要求在38℃～40℃，温度过低或过高，不适宜痛风性关节炎的治疗。

（3）由于水温高，体质弱者出汗过多，易发生虚脱，注意地滑摔倒等。

（4）浴后离开浴间，易受风着凉，所以浴后要休息10～20分钟，及时补充水分、盐类或饮料等。同时，患肢(指)注意保温,并加强自主活动。

（5）热矿泉浴一般每次15～20分钟，每日1次，20～30次为1个疗程。开始每做2～3次应间歇休息1次，每个疗程间休息7日，再接第2个疗程。

氡泉浴疗法

氡是镭在放射性蜕变过程中产生的一种弱放射气体。其性质稳定，质量比空气重，易溶于类脂质中，稍溶于水，水温越高溶解度越低，容易从水中逸出。氡在蜕变过程中不断放出X线，产生一系列子代产物，放出具有生物学作用的α、β、γ射线。氡的半衰期为38天，氡的子代产物在30天后放射性剂量甚微，所以氡泉浴疗法不易引起放射病。

氡及其α射线、β射线、γ射

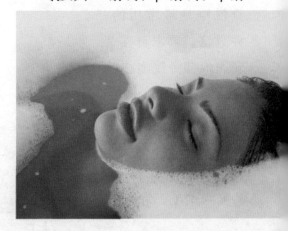

线（其中主要是辐射），可以使水分子电离，组织细胞中氢氧根和过氧化氢等氧化物增加，并进一步激活机体蛋白质分子中巯基等活性基因，从而使体内多种酶类、核酸等蛋白质分子的活性或结构发生改变，增强机体的物质代谢过程。可使中枢神经系统的抑制过程加强，产生镇静、止痛和催眠的效应；可使皮肤内血管活性物质释放，心脏排血量增加，改善血液循环；使免疫功能障碍者白细胞增加，白细胞吞噬能力增强，血液中异嗜凝集抗体、溶血素和白细胞凝集素等免疫物质增多，提高机体免疫力。此外，氡泉浴还有脱敏、消炎、调整内分泌，特别是生殖腺等功能。

我国的氡泉分布较广，如辽宁汤河、鞍山汤岗子、吉林抚松大营子、西安临潼、广东从化、甘肃武山、云南腾冲等温泉都属于氡泉。

水温保持在37℃～45℃，每次20～45分钟，每日1～2次，15～20次为1个疗程。可行全身浸浴、坐浴或局部浸浴。治疗方法与注意事项同矿泉浴疗法。

热泥疗法

热泥是指含有无机盐、有机物、微量元素等具有医疗作用的泥类。有海泥、矿泥、煤泥、淤泥、火山泥、黏土泥和人工泥等。将泥经人工或日晒加温，达到一定温度后敷在人体的某些部位，取得医疗作用的方法称热泥疗法。

1 泥疗作用

泥疗具有明显的温热作用，在局部温热作用的影响下，温度升高，毛细血管扩张，血液和淋巴液循环加快，新陈代谢加速，皮肤及组织的营养得到改善，组织再生功能增强，促进慢性炎症、水肿、粘连、浸润、渗出等的吸收、消散，并提高机体防御能力，从而使组织功能康复。泥有良好的可塑性和黏滞性，对体表组织可产生压迫、摩擦和刺激作用，通过促进血液、淋巴液的回流而发挥其治疗作用。泥中含有许多阴离子、阳离子、微量元素、有机物、胶体物质、气体、微量放射性元素等，能被皮肤吸收或附着体表，作为刺激物而起治疗作用。另外，泥中的放射性物质对机体产生电离辐射，有的含抗菌物质，具有抗菌作用。

2 适应证

热泥疗法适用于痛风性关节炎、

慢性风湿性关节炎、增生性骨关节炎和手术后瘢痕、痉挛和粘连等。

3 操作方法

（1）泥浆浴。泥浆温度应根据病人的年龄、病情、体质等来调节，一般从37℃开始，逐渐达到疾病所需要的治疗温度，也可先进行矿泉浴，适应几分钟后再进行泥浆浴。时间10～30分钟，根据情况可逐渐延长，每日1次，隔日或隔2日1次。10～20次为1个疗程。可采用全身泥浆浴、半身泥浆浴和四肢泥浴等。

（2）泥包裹。治疗前，先在泥疗床上铺毛巾被，上面再铺塑料布，取泥温为42℃～52℃、厚度为4～6厘米的热泥块置于治疗部位（肢体应包裹，再包上塑料布，盖上毛巾被）。时间20～30分钟（以泥发凉为止）。每日1次，15～30次为1个疗程。泥包裹多用于脊柱、四肢等治疗。

4 注意事项

（1）泥浴后3～7日如出现疲乏、头晕、心悸、轻度压迫感时，应及时调整治疗方式或减少治疗时间。如持续加重者，应停止治疗。

（2）年老体弱者、高血压病、心血管疾病病人要慎用。

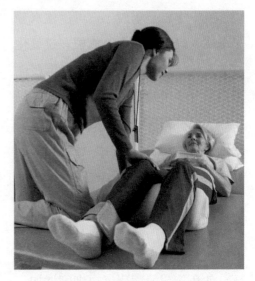

（3）要掌握好温度、时间，并注意病人反应，如心率每分钟超过120次，或出现大汗淋漓、眩晕、心悸等时，应立即停止治疗，并带离现场休息，给予饮料，必要时吸氧。

（4）治疗结束后去泥，用水冲洗或用毛巾将身体擦净，然后卧床休息15～20分钟，勿着凉、吹风，要注意预防感冒。

5 禁忌证

各种急性病发热、感染期及出血性疾病，重度贫血，肾炎，心、肾功能不全，传染性皮肤病，二期以上高血压病等。

沙浴疗法

夏季利用海滩沙、河滩沙或沙漠

沙作为介质，热沙掩埋向机体传热而起治疗作用。沙浴疗法多在海滨浴场疗养地应用，医疗用沙要求为纯粹的海滩沙或河滩沙，不含有黏土与小石块。沙的特性是容易烘热，有较小的导热性，有相当大的吸水性。细沙子紧密地贴着体表，可塑性强，可使热均匀地散出。

1 热沙的作用

热沙的温热作用、机械刺激（沙的重量及其锋利的尖角）作用和其他温热疗法作用相同，主要为增强代谢和排汗作用。对痛风性关节炎有舒筋止痛的作用，治疗时可伴有心率、脉搏、呼吸加快，但一般病人都能耐受。

2 适应证

热沙浴适用于痛风性关节炎慢性期、稳定期、恢复期等。

3 操作方法

一般用于沙浴的沙粒直径最好

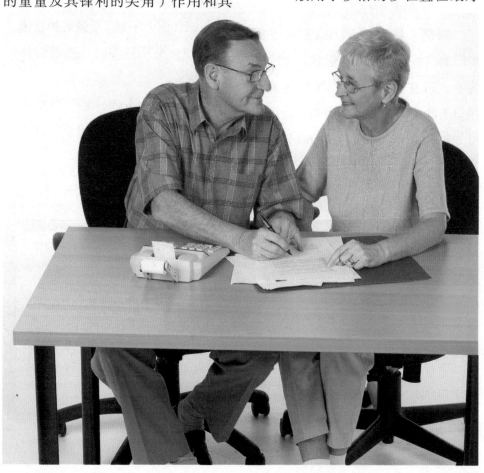

0.25 毫米左右，经日晒或人工加热，将沙加热至 40℃ ~ 50℃，即可做治疗。

（1）全身治疗法

病人躺在选好的沙上，并用热沙将四肢掩埋，除头面、颈、胸、上腹部外，掩埋厚度 10 ~ 20 厘米，每次治疗时间 30 ~ 60 分钟。治疗结束后，用清水冲洗，在阴凉处休息 20 ~ 30 分钟。在海滨，将沙浴与海水浴、日光浴相互配合，效果更佳。20 ~ 30 次为 1 个疗程。

（2）局部治疗法

腰部。病人腰部埋 10 ~ 15 厘米厚的热沙，用棉被等包好，至冷却为止；或在沙滩上挖一与身体大小相似的沙坑，卧下后，用热沙掩埋即可。每日 1 次，每次 30 ~ 60 分钟，20 ~ 30 次为 1 个疗程。

四肢。将手插入或掩埋于 50℃ ~ 60℃ 热沙中，治疗时间 30 ~ 60 分钟，每日或隔日 1 次，20 ~ 30 次为 1 个疗程。亦可将沙加热至 55℃ ~ 60℃，装入布袋，将袋口扎好，放在需要治疗的部位。每日 1 次，每次 30 ~ 60 分钟（冷却后可加热），20 ~ 30 次为 1 个疗程。

4 注意事项

（1）气候炎热时，不要做热沙浴治疗，以防中暑。

（2）正中午时，要佩戴护目镜。

（3）出汗过多时，要及时补充盐、水等。

（4）急性炎症，心、肾功能不全，肿瘤，高热，身体虚弱，结核等忌做热沙浴。

健康顾问

老年人应提倡多运动，预防痛风

倡导老年人积极参加体育运动，这是老年医疗保健工作的重要内容。生命在于运动，运动是生命存在的特征之一。唐代医学家孙思邈曾经说过，养生之道，常欲小劳，大欲劳其形，百病不成。早在东汉时期伟大的医学家华佗就创编出五禽戏，启发指导人们以运动而长寿。可见，运动的作用和意义早已受到重视和推崇。

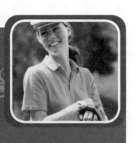

心理疗法又叫精神疗法，与化学、天然药物及物理治疗不同，是医生与病人交往接触过程中，医生通过语言来影响病人的心理活动的一种方法。

心理疗法

不可忽视心理调养

让痛风病人了解疾病的有关知识，消除病人的心理和精神负担，减轻病人焦虑、紧张的情绪，对于痛风病的康复与治疗有着十分重要的意义。

通过谈心了解病人心理活动的特点

详细地了解病人患病的原因，疾病的演变过程，病人在患病前后的心理状态尤其是疾病发生以后思想情绪的急剧变化。进一步了解病人的生活习惯、兴趣爱好、性格特征、知识水平及对疾病的认识。还可以进一步了解病人对疾病的态度，是紧张、害怕、恐惧还是乐观，有没有战胜疾病的坚强意志等。这样，才能够有的放矢地做好病人的思想工作，消除他的各种消极情绪，让病人做好治愈疾病心理上的准备。

通过解释消除病人疑虑

向病人讲述有关痛风的医学基础知识，帮助他们消除疑虑，正确地认识本病，并帮助病人掌握正确的饮食、运动、服药方法，让他们养成良好的生活习惯。对于危重病人和急性期疼痛剧烈的病人，应耐心地做思想工作。医护人员应保持良好的服务态度，无论病人对此作出的意见正确与否，都要采取对病人关怀的态度，使病人处

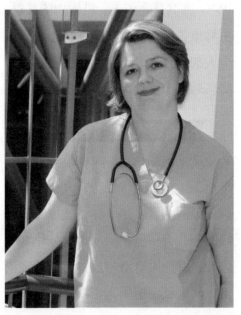

117

处感受到医护人员的关心，建立良好的医患关系，从而使病人树立战胜疾病的信心。

● 创造良好的医疗、生活环境

对于住院病人来讲，安静舒适的环境不但能使病人心情愉快和身体舒适，还能保证病人的睡眠充足、饮食有节，有利于他们恢复健康。对于门诊病人，医护人员要尽量详尽地向其家属交代病情和讲述相关的知识，使病人得到家属的理解和关怀。

痛风病病人如何调整好心态

中医学认为"邪之所凑，其气必虚"。尤其是老年人，机体功能减退，更易患各种各样的疾病，但患病后每个人的心态却大不相同。那么，患了痛风后应如何看待这种疾病呢？

1 面对现实，泰然处之

既然已确诊为痛风，就应对它有个全面、正确的认识。有人认为得痛风就如同感冒发热一样，经过一段时间治疗就会痊愈，因而抱过分乐观的态度；有的人恰恰相反，过于悲观消沉，认为反正痛风无法根治，自暴自弃，因而产生忧郁、紧张、烦躁情绪。其实这些认识都是错误的。痛风是由多种因素诱发的、以嘌呤代谢紊乱为特征的代谢性疾病，它需要定期监测，终身治疗。非正规间断性的治疗是无益的，不积极治疗更是有害的。其实只要严格按照医嘱正规治疗，病情完全可以得到良好的控制，完全可以和正常人一样生活并且长寿。

2 豁达开朗，积极治疗

自行增减降血尿酸药物或长年维持一个药量不变，一劳永逸式的治疗思想都是错误的。痛风病人需要定期监测，若病情有变化，则应分析其产生的原因，从心理、饮食、运动及药物等方面加以调整，以达最佳疗效。有的病人觉得定期监测太麻烦，自己没有什么特别不适就不去医院复查。

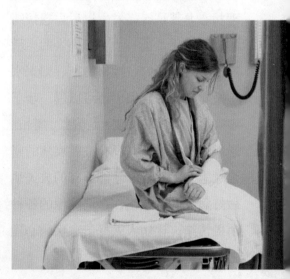

其实这是因小失大。因为有些并发症是在悄悄地发展着，只有通过全面系统的检查才能发现。经常定期监测有关指标，可以防微杜渐，防止或延缓并发症的发生、发展。

总之，对待痛风要抱着科学的态度，既要了解它的危害性，重视痛风，又要懂得治疗痛风的必要性、可行性，保持乐观开朗的心态，从各个方面配合治疗。

痛风病病人如何控制精神紧张

引起痛风病人精神紧张的因素有很多，一般分内因、外因两种情况。内因多由病人自己引起，如有些病人认为得了不治之症，把痛风看得过于严重而引起精神紧张；有些人急于求成，病情没能及时控制好或病情反复，也产生紧张情绪；有些病人看到其他痛风病人出现肾功能损害而透析时，联想自己的前途，也忧心忡忡，倍加紧张；有些老年人则因为家庭负担过重而紧张等。外因方面主要是工作的压力、人际关系的复杂及不被别人理解等造成的紧张心理。

针对以上情况，要分析产生精神紧张的原因，对症治疗。因为不了解

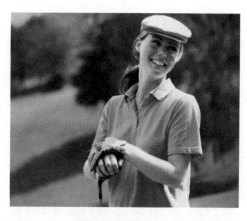

痛风这一疾病而紧张的，可以向医师咨询有关痛风方面的知识，通过讲解宣传解除精神紧张。通常痛风性关节炎只是急性发作，病变关节红、肿、热、痛，步履受限时，病人感到非常痛苦，而其并没有生命危险，只有到了并发肾衰竭，才有生命危险。对因病情控制欠佳而紧张者，他们精神紧张也是痛风血尿酸偏高的原因之一，需帮助他们分析病情反复的其他原因，对症治疗。至于有些痛风病人出现较重并发症，则首先是因为病情控制欠佳，如果正规治疗，纠正体内尿本、蛋白质、脂肪代谢紊乱，完全可以防止或延缓并发症的发生、发展。对老年痛风病人而言，病情控制稳定、身心健康是缓解各种思想负担的最好办法；而对外界因素引发的精神紧张，则需要社会各方面的配合，为病人营造一个宽松、和谐的生活与工作环境，以解除精神紧张。

痛风病病人如何消除恐惧心理

痛风是一种慢性全身性疾病，因为目前还没有彻底根治的方法，所以需要终身治疗，控制病情的发展。有些病人得了痛风后，认为自己得了不治之症，感到恐惧。特别是得知痛风具有一定的危害性，如痛风性关节炎反复急性发作、发作时剧痛以及并发结石、肾病，甚至心肌梗死及脑梗死，因而思想顾虑很多，对痛风产生恐惧，以致精神抑郁，噩梦纷纭，惶惶不可终日。这种恐惧心理，反而会加重病情。

其实痛风病人的这些恐惧感是不必要的，也是可以消除的。首先可以通过与医师谈心的方式，分析自己产生恐惧的原因，了解有关痛风方面的知识，只要多方面综合治疗，完全可以控制病情，避免或延缓急、慢性并发症的发生，也就不会出现结石、肾病及心肌梗死的结果。同时精神因素也会加重痛风，只有解除精神恐惧，再配合药物等疗法，才能使病人获得最大限度的身心康复，以获得和正常人一样的生活。

健康顾问

A 型性格的人更易得痛风

A型性格的人与其他种类性格的人相比更容易得痛风，这是最近研究的结果。我们对A型性格的人的心理和行为特征做一分析，以利于痛风病人们不重蹈覆辙，陷入痛风反复发作的"泥潭"。

1. A型性格的人爱吃肥肉，吸烟，缺乏运动。大量进食肥肉引起肥胖、高脂血症，肥胖是痛风的危险因素，血脂升高影响着尿酸的排泄也容易引起痛风发作或加重；吸烟会增加血液的黏稠度，使毛细血管收缩，易诱发痛风发作；缺乏运动，不利于痛风病人的康复和健康。

2. A型性格的人动作敏捷，常采用爆发式的说话方式。

3. A型性格的人性格急躁，没有耐心。性格急躁是痛风发作的危险因素之一，病人往往在争吵、发怒后出现痛风发作。

4. A型性格的人雄心勃勃，竞争性强。病人雄心勃勃，心高气傲，不能以平和的心态面对问题。一般这种性格的人都处在领导地位，事务繁忙，不容易做到规范的痛风检测，因此痛风治疗也很被动。

5. A型性格的人时间观念特别强，常感到时间不够用而产生压力。

6. A型性格的人情绪很容易波动，经常处于愤怒与焦虑的情绪状态。

从以上逐条分析，每一条都是痛风病人的禁忌，A型性格在不自觉中已经成为痛风的反面教材。

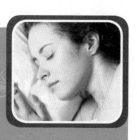

其他疗法

痛风要早发现、早治疗，除了前面介绍的痛风治疗与调养的方法之外，还有其他诸多简便易行的方法。

膏药疗法

膏药治疗痛风在我国医学文献中有大量的记载，以下列举一些效方供痛风病人选用。

▶ 风火软膏

药物组成：防风、大葱、白芷、川乌各 60 克。

用法：共捣为膏，调热黄酒敷在冷痛处。2 ~ 3 日后用大红椒、艾叶煎汤熏洗再敷药，包好。若皮肉热痛用清油搽之。

功效：祛风痹痛。

主治：陈年痛风，痛风反复发作，病程长者。

▶ 头葛软膏

药物组成：川乌头 150 克，野葛、莽草各 500 克。

用法：上药切细，将药拌匀，经3 日，用猪脂 2500 克与前药入锅中，用草火煎之，以乌头色焦黄为度，用棉纱滤渣，收于瓷器中。摊贴患处。

功效：祛风散寒，除痹止痛。

主治：治痛风、手足顽麻。

▶ 头子软膏

药物组成：乌头、附子、当归各60 克，羌活、细辛、桂心、防风、白术、川椒、吴茱萸各 30 克，猪脂 500 克。

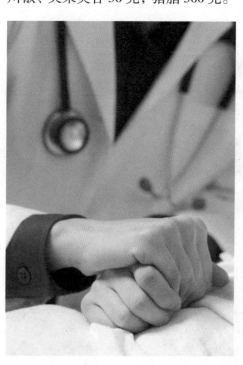

下篇 痛风病的物理疗法

用法：上药细切如豆大，以醋微腌之，经一宿，煎煮脂化，去渣，内药微火煎之，候附子色黄即可成膏，收瓷盒中。适量贴患处，每日1次。

功效：祛风湿，止痹痛。

主治：痛风、麻痹、四肢拘挛。

● 芙黄膏

药物组成：芙蓉叶、生大黄、赤小豆各30克。

用法：上药共研为粉末，按4∶6加入凡士林，调和成膏，外敷患处，每日1次。

功效：清热祛湿，除痹止痛。

主治：湿热痹阻型痛风。

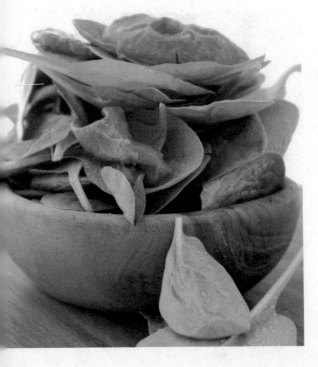

● 回阳玉龙膏

药物组成：草乌、煨姜各90克，赤芍、白芷、天南星各30克，肉桂15克。

用法：以上药物共研为粉末，加4倍量凡士林，调匀成膏，外敷患处，每日1次。

功效：散寒活血止痛。

主治：寒凝血瘀型痛风，适用于受凉后痛风急性发作伴有关节寒痛，皮肤色黯者。

耳穴疗法

耳穴疗法没有不良反应，比体针方便，疗效独特且持久，能治病也能防病，同时耳穴治疗还可以消炎止痛、改善微循环、松弛肌肉痉挛、降血脂、抗抑郁、戒烟戒毒、减肥、增强免疫力。其中，耳针在止痛方面有显著的疗效。

痛风病人耳穴的选择主要在于调节内分泌、调节代谢、降尿酸、消除炎症、解除疼痛，如果病人出现焦虑，还需要安神解郁。

耳中：理血祛风。

耳尖：清热解毒，消肿止痛。

风溪：活血祛风。

神门：镇静安神，解挛止痛，

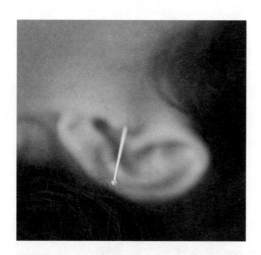

消炎。

内生殖器：消炎止痛。

肾上腺：能调节肾上腺和肾上腺皮质激素的分泌功能，具有收缩或舒张血管、抗感染、抗风湿、消炎消肿的作用。

心：有调节心血管系统及中枢神经系统的功能，具有宁心安神的作用。

皮质下：有调节大脑皮质的兴奋与抑制的功能，具有安神补脑、消炎止痛的作用。

内分泌：调节内分泌系统各器官的功能，具有抗风湿、活血通络，并促进机体排泄、吸收代谢的作用。

肾：补肾益精，通利水道，聪耳明目，扶正抗衰。因肾主骨，痛风疼痛也与肾有关，常选用。

急性期选穴：内分泌、心、神门、耳尖、内生殖器、肾上腺。

缓解期选穴：内分泌、心、神门、风溪、皮质下、肾。

注：穴位选择需灵活掌握，不可局限于以上处方。

操作步骤：首先要在耳部寻找刺激点，即疾病在耳部反映的压痛点。最常用最简便的耳穴压痛点探查方法，是用针灸针的柄或火柴棒等以均匀的压力，在与疾病相应的耳郭部从周围逐渐向中心探压，或自上而下、自外而内对整个耳郭进行普查，耐心寻找。测查到压痛点或选好穴位后，用 75% 酒精消毒，左手托住耳郭，右手用直钳将贴有药物的胶布取下，对准穴位贴压。每次选 3 ～ 5 穴，贴压后，用手指轻压穴位 1 ～ 2 分钟，必要时取双耳穴进行贴压，3 ～ 5 日换帖 1 次，5 次为 1 个疗程，每个疗程间休息 1 周。病人可常年使用耳穴治疗，疗程不限。

针灸疗法

针灸疗法是我国中医治疗的一种。目前针灸治疗主要是根据中医的辨病、辨证理论进行痛风治疗。针灸疗法不管是在痛风急性发作期还是缓解期都可以取得一定疗效，特别是在急性发作期的疼痛治疗效果显著。

针灸疗法常用穴位主要有：

◆ 命门

定位：俯卧位，在第二腰椎棘突下凹陷中。

刺灸法：针尖向上 0.5 ~ 1 寸处。艾炷灸 3 ~ 5 壮，或艾条灸 10 ~ 15 分钟。

功效：壮阳益胃，强壮腰膝，疏经调气。

主治：腰脊强痛，膝冷乏力，下肢麻痹。

◆ 腰俞

定位：俯卧位，于骶管裂孔处。

刺灸法：针尖向上斜刺 0.5 ~ 1 寸。艾炷灸 3 ~ 7 壮，或艾条灸 5 ~ 15 分钟。

功效：调经通络，清热利湿。

主治：腰脊强痛，下肢痿痹。

◆ 肾俞

定位：正坐俯伏或俯卧位，在第二腰椎棘突下，旁开 1.5 寸（于第十四椎下，两侧各 1.5 寸）。

刺灸法：直刺 0.5 ~ 1 寸。艾炷灸 5 ~ 10 壮，或艾条灸 10 ~ 20 分钟。

功效：滋阴壮阳，补肾益气，利水消肿。

主治：腰痛、头晕、目眩、腰酸痛。

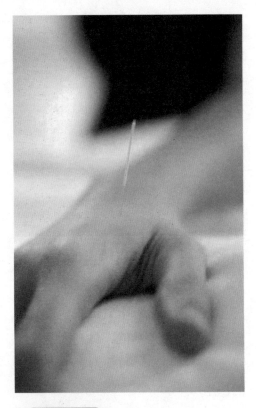

◆ 气海俞

定位：正坐俯伏或俯卧位，在第三腰椎棘突下，旁开 1.5 寸处。

刺灸法：直刺，微斜向椎体深刺 0.8 ~ 1 寸处，艾炷灸 5 ~ 10 壮，或艾条灸 10 ~ 20 分钟。

功效：培元益气，强壮腰膝。

主治：腰背酸痛，腿脚不利，下肢痹痛等。

◆ 肩井

定位：正坐上肢下垂，于大椎穴与肩峰连线的中点处。

刺灸法：直刺 0.5 ~ 0.8 寸，不可深刺，以免刺伤胸膜。孕妇禁针。艾炷灸 3 ~ 5 壮，或艾条灸 5 ~ 15 分钟。

功效：疏经活络，理气豁痰。

主治：肩背痛，臂不举，颈项强痛，中风偏瘫，落枕。

手三里

定位：屈肘侧掌，于阳溪穴与曲池穴的连线上，曲池穴下 2 寸处。

刺灸法：直刺 0.8 ~ 1.2 寸处。艾炷灸 3 ~ 5 壮，或艾条灸 5 ~ 15 分钟。

功效：疏通经络，清肠和胃。

主治：中风偏瘫、手臂不仁，挛肘不伸，腰痛。

曲池

定位：屈肘，当肘横纹桡侧端凹陷中。屈肘侧掌呈直角时，于肘横纹外端与肱骨外侧上髁连线的中点。简便取穴，以拇指指腹置于肱骨外上髁，指端前即是。

刺灸法：直刺 1 ~ 1.5 寸。艾炷灸 3 ~ 7 壮，或艾条灸 5 ~ 15 分钟。

功效：祛风解毒，清热利湿，行气活血，调和气血。

主治：发热，咽喉肿痛，颈肿及手臂肿痛，垂不可举，难以屈伸，上肢不遂等。

支沟

定位：伸臂俯掌，在腕背横纹上 2 寸，于桡骨与尺骨之间是穴。

刺灸法：直刺 0.8 ~ 1.2 寸。艾炷灸 3 ~ 5 壮，或艾条灸 5 ~ 10 分钟。

功效：清泻三焦，和解少阳，疏经活络，通利胸胁。

主治：热病无汗，目赤肿痛，胁肋痛，肩酸背痛。

阳池

定位：伸臂俯掌，于腕背横纹上，当指总伸肌腱尺侧缘凹陷中即是。

刺灸法：直刺 0.3 ~ 0.5 寸。艾

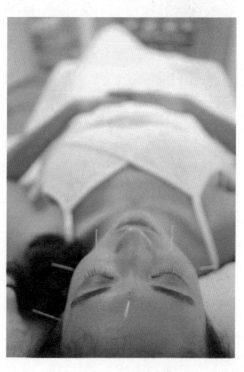

炷灸3～5壮，或艾条灸5～10分钟。

功效：疏经活络，散风清热。

主治：腕痛无力，肘臂疼痛，热病无汗，咽喉肿痛等。

内关

定位：伸臂仰掌，于腕掌横纹上2寸处，当掌长肌腱与桡侧屈肌腱之间凹陷中。

刺灸法：直刺0.5～1寸。艾炷灸3～5壮，或艾条灸5～10分钟。

功效：宁心安神，理气和胃，疏经活络。

主治：心痛、胁痛、偏头痛、中风、偏瘫、肘臂挛痛、手足麻木等。

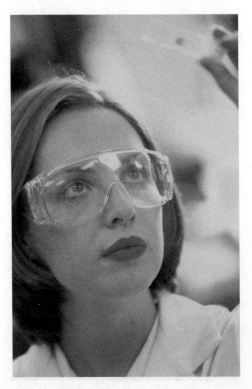

外关

定位：伸臂俯掌，在腕背横纹上2寸，于桡骨与尺骨之间是穴。

刺灸法：直刺0.5～1寸，艾炷灸3～5壮，或艾条灸5～10分钟。

功效：祛邪清热，疏经活络。

主治：热病、头痛，胁肋痛，肘臂屈伸不利，上肢痿痹，臂肘手指疾病，手颤等症。

列缺

定位：在桡骨茎突上方，腕横纹上1.5寸。简便取穴，两手自然平直交叉，一手示指压在另一只手的桡骨茎突上，当示指之尖端到达的凹陷处即是。

刺灸法：针尖向上斜刺0.3～0.5寸。艾炷灸3～5壮，或艾条灸5～10分钟。

功效：疏风解表，通经活络。

主治：伤风，偏头痛，正头疼，腕痛乏力，颈项强痛。

阳溪

定位：肘侧屈掌，位于腕背横纹桡侧端，拇短伸肌腱与拇长伸肌腱之间的凹陷中，当拇指向上翘起时凹陷明显处即是。

刺灸法：直刺0.3～0.8寸。艾

炷灸3~5壮，或艾条灸5~10分钟。

功效：疏风祛邪，清阳明热。

主治：头痛，心烦，咽喉肿痛，肩痛，指腕挛痛，口眼㖞斜，中风口噤，半身不遂。

合谷

定位：手俯掌平置，位于手背第一二掌骨之间，约平第二掌骨桡侧的中点。简便取法，以一手的拇指指骨关节横纹，放在另一只手张开的拇食指间的指蹼缘上，屈指当拇指尖尽处即是。

刺灸法：直刺0.5~1寸。艾炷灸3~5壮，或艾条灸5~10分钟。

功效：清泻阳明，祛风解毒，疏经镇痛，通络开窍。

主治：头痛，目赤肿痛，指挛，臂痛，口眼㖞斜。

后溪

定位：微握拳，于第五掌指关节后尺侧，当掌指关节后横纹头，赤白肉际处，第五掌骨小头后缘。

刺灸法：直刺0.5~1寸。艾炷灸3~5壮，或艾条灸5~15分钟。

功效：疏风清热，通经活络。

主治：痛经，臂痛，肘挛，手指拘挛疼痛。

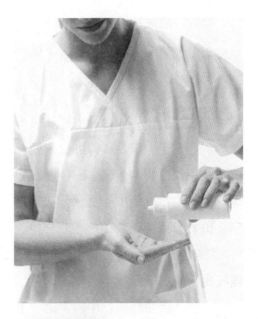

委中

定位：俯卧屈膝位，于腘窝横纹中央，当股二头肌肌腱与半肌肌腱的中央。

刺灸法：直刺1~1.5寸，或点刺出血。艾炷灸3~5壮，或艾条灸5~10分钟。

功效：舒筋利节。

主治：腰背痛，膝肿痛，下肢痿痹，中风不语，半身不遂。

风市

定位：在膝上7寸，外侧两筋间。膝上外廉两筋中，站立垂手着腿，中指尽长处即是。

刺灸法：直刺1~2寸。艾炷灸5~7壮，或艾条灸10~15分钟。

127

功效：散风祛湿，疏经活络。

主治：腿膝无力、麻木，下肢痿痹，中风。

● 足三里

定位：正坐垂足或仰卧位，胫骨前嵴外一横指处，犊鼻穴下3寸即是。

刺灸法：直刺1～2寸。艾炷灸5～10壮，或艾条灸10～20分钟。

功效：疏风化湿，疏经活络，调理气血，扶正培元。

主治：腰膝酸痛、中风不语、下肢痿痹、半身不遂、胃肠道不适等。

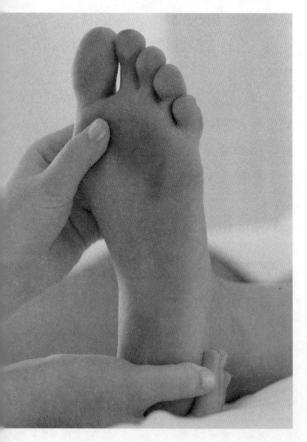

● 阳陵泉

定位：端坐屈膝，在腓骨小头前下方凹陷中。

刺灸法：直刺1～1.5寸。艾炷灸5～7壮，或艾条灸10～15分钟。

功效：清热利湿，舒筋利节。

主治：胁肋痛、半身不遂、下肢痿痹、麻木、膝膑肿痛等。

● 阴陵泉

定位：正坐垂足或仰卧位，于胫骨髁内侧下缘凹陷中，于胫骨后缘和腓肠肌之间。

刺灸法：直刺1～1.2寸。艾炷灸3～5壮，或艾条灸5～15分钟。

功效：健脾利湿，调肝补肾，通利三焦。

主治：腹痛、腹胀，腰膝酸软、久病乏力、足膝肿痛、下腰痛等。

● 三阴交

定位：正坐垂足或仰卧位，在内踝高点上3寸，胫骨内侧后缘处。

刺灸法：直刺1～1.5寸。艾炷灸3～7壮，或艾条灸5～15分钟。

功效：调肝补肾，行气活血，疏经通络。

主治：腰膝酸软、脚踝痛、身乏无力、下肢痿痹等。

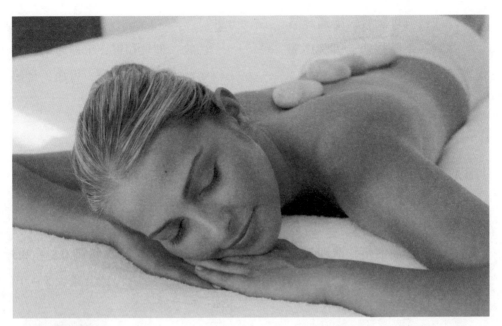

解溪

定位：正坐垂足位，在足背踝关节前横纹的中央，与外踝尖平齐，当趾长伸肌腱与拇长伸肌腱指尖的凹陷中取穴。

刺灸法：直刺 0.5 ~ 1 寸。艾炷灸 3 ~ 7 壮，或艾条灸 5 ~ 10 分钟。

功效：调理胃肠，疏经通络。

主治：头痛、腹胀、下肢痿痹、脚踝疼痛、足痿、足下垂等。

公孙

定位：在第一跖骨基底部前下缘的凹陷中，赤白肉际处。

刺灸法：直刺 0.5 ~ 1 寸。艾炷灸 3 ~ 5 壮，或艾条灸 5 ~ 10 分钟。

功效：健脾和胃，理气化湿。

主治：胃痛、饮食不化、面肿、足踝痛。

太白

定位：在第一跖骨趾关节内侧后下方，即第一跖骨小头后缘是穴。

刺灸法：直刺 0.5 ~ 0.8 寸。艾炷灸 3 ~ 5 壮，或艾条灸 5 ~ 10 分钟。

功效：健脾和胃，理气化湿。

主治：水肿掣痛、呕吐、身重、骨酸、痿症等。

大都

定位：在足拇趾内侧，第一跖趾关节前下方，赤白肉际处是穴。

刺灸法：直刺 0.3 ~ 0.5 寸。艾炷灸 3 ~ 5 壮，或艾条灸 5 ~ 10 分钟。

功效：调理肠胃，疏通经络。

主治：下肢痿痹、脚腕疼痛、足痿等。

昆仑

定位：正坐垂足位，在外踝高点与跟腱之间的凹陷处。

刺灸法：直刺 0.5 ~ 1 寸。艾炷灸 3 ~ 5 壮，或艾条灸 5 ~ 10 分钟。

功效：舒筋活络，清理头目。

主治：头昏头痛，项背强直，肩背拘急，腰骶酸痛，足跟疼痛。

悬钟

定位：正坐垂足，于外踝尖上 3 寸，腓骨后缘处。

刺灸法：直刺 1 ~ 1.5 寸。艾炷灸 3 ~ 7 壮，或艾条灸 5 ~ 15 分钟。

功效：疏肝理气，祛风止痛，通经活络。

主治：颈项强痛、胁肋疼痛、腰腿痛、半身不遂等。

冲阳

定位：正坐垂足，于足背最高点，解溪穴下 1.5 寸，当第二三跖骨与楔状骨之间凹陷中是穴。

刺灸法：避开动脉，直刺 0.3 ~ 0.5 寸。艾炷灸 3 ~ 5 壮，或艾条灸 5 ~ 10 分钟。

功效：理气和胃，宁神通络。

主治：头痛，牙痛，胃痛，足痿无力。

陷骨

定位：在足背第二三跖趾关节后方，第二三跖骨结合部之前的凹陷中。

刺灸法：直刺或斜刺 0.3 ~ 0.5 寸。艾炷灸 3 ~ 5 壮，或艾条灸 5 ~ 10 分钟。

功效：疏通经络，疏风利水。

主治：腹痛、腹胀，足背肿痛、足趾伸屈不利等。

太溪

定位：在足内踝高点与跟腱之间的凹陷中。

刺灸法：直刺 0.5 ~ 1 寸。艾炷灸 3 ~ 5 壮，或艾条灸 5 ~ 10 分钟。

功效：滋阴补肾，通调冲任。

主治：足背肿痛。

然谷

定位：在足内踝前，舟骨粗隆下缘凹陷中。

刺灸法：直刺 0.8 ~ 1.2 寸。艾炷灸 3 ~ 5 壮，或艾条灸 5 ~ 10 分钟。

功效：滋阴补肾，清热利湿。

主治：月经不调、咽喉干痛、下肢痿痹等。

▶ 申脉

定位：正坐垂足位，在外踝正下方凹陷中。

刺灸法：直刺 0.3 ~ 0.6 寸。艾炷灸 3 ~ 5 壮，或艾条灸 5 ~ 10 分钟。

功效：疏经活络，宁心安神。

主治：头痛、眩晕、失眠、项背强痛、腰腿酸软、下肢乏力、麻木等。

▶ 太冲

定位：在足背第一二跖骨结合部之间凹陷中，在足大趾关节后 2 寸。

刺灸法：直刺 0.5 ~ 1 寸。艾炷灸 3 ~ 5 壮，或艾条灸 5 ~ 10 分钟。

功效：通经活络，疏肝利胆，熄风宁神。

主治：头痛失眠、腹胀、中风先兆、下肢痿痹等。

由于针灸治疗选穴比较复杂而且如果病人自行操作会有一定的危险，所以为方便病人明了何时该接受针灸疗法，何时不合适针灸治疗，现提出以下几点意见。

（1）针灸对肥胖型痛风病人效果好，而消瘦型效果差，但不论哪种

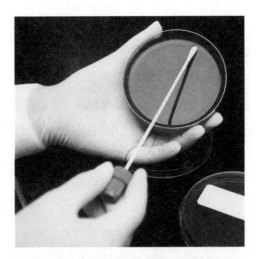

类型的病人都不能单纯地依靠针灸治疗。

（2）针灸对各种急性重症并发症应慎用或禁用，对伴有关节炎、皮肤感染者应禁用。

（3）痛风人群体质虚弱多病，正气多不足，极易并发感染，因此针灸部位必须进行严格消毒，以防感染。

（4）艾灸宜悬灸法，以防灼伤皮肤引起感染。

（5）如病人在接受针灸前已经服用降尿酸药，针灸时仍然应该按原量服用，待病情改善后，再逐渐减量直至停用药物，切不可用针灸疗法代替药物疗法。

（6）在针灸治疗期间，应控制饮食，配合食疗，并每日坚持体育活动以增强体质，这对针灸疗法的发挥有促进作用，见效亦快。

气功疗法

气功是以调心、调息、调身为手段，以防病治病、健身延年、开发潜能为目的的一种身心锻炼方法。调心是调控心理活动，调息是调控呼吸运动，调身是调控身体的姿势和动作，这三调是气功锻炼的基本方法，是气功学科的三大要素或基本规范。

中国气功从一开始就用于治病和健身。气功所以能够治病，主要是因为它能对大脑皮质和皮质下自主神经中枢及心血管系统起到有益的调节作用，对机体的异常反应有纠正作用，对腹腔器官有一种按摩作用，对自身生理功能起到自我控制的作用等。练功对人体的影响是多方面的，它可以排除情绪的干扰，使人体处于最佳工作状态；气功中的放松、入静和呼吸可缓解大脑皮质对整体的应急反应状态，为机体的休息、修复和调整提供条件，即可清除"七情"对机体的扰乱，降低机体对外部环境的劣性刺激的敏感性，减弱"六欲"的危害。经过缓慢调整，使整体耗能减少，增强机体的抗病能力。根据很多痛风病病人的治疗心得，气功效果显著，所以我们向广大痛风病人推荐气功疗法。

气功按动静分为静功和动功两大类，其中静功还可按姿势分为卧式、坐式、站式，具体功法如放松功、内养功、站桩功等。动功大多采用站式和行走式，如峨眉十二桩、太极拳、五禽戏、站式八段锦等。也有坐着练的动功，如坐式八段锦。八段锦由八节组成，体式动作古朴高雅，故名。八段锦分为坐式和动式两种，坐式运动量小而动式运动量大，痛风病人不管老少，不管痛风发作期还是缓解期都可以选择练习。

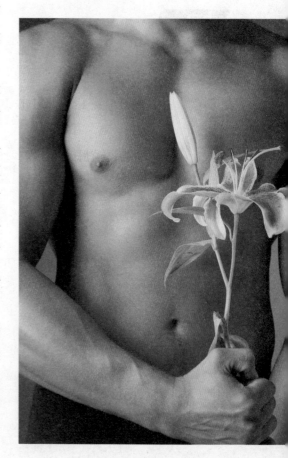

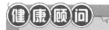

只有人类会患痛风吗？

　　有人说狗每天都吃肉，为什么不见它得痛风，是不是只有人类才会患痛风？确实像狗、虎、狮这些食肉动物是不会患痛风的。痛风是血尿酸升高引起的一种疾病，高尿酸血症是痛风最重要的生物化学基础。尿酸是一种在体液中溶解度极低的化合物，当人体血尿酸水平超过一定值时就会析出结晶，沉积在关节及组织内，引起痛风。想一想，要是有一种药物，能把尿酸分解成易溶于体液的物质，那该有多好啊！其实，这种物质是存在的，就是尿酸酶。尿酸酶可以将尿酸氧化成可溶的尿囊素，尿囊素是一种元素物质，易从尿液排出体外，故很少在体内蓄积。即使尿囊素产生较多，由于它具有良好的水溶性，不产生结晶，因此也不会沉积在关节和组织内造成损害。虎、狮、狗等动物体内就有这种尿酸酶，它们的嘌呤最终代谢产物是尿囊素，尿囊素易溶于水，所以这些动物不会发生高尿酸血症和痛风。而在某些低等的无脊椎动物，具有嘌呤分解代谢的所有酶类，可以将嘌呤彻底分解为二氧化碳和水，也不会患高尿酸血症和痛风。由于人类以及其他灵长类动物、鸟类、爬行动物缺乏尿酸酶，所以在这些动物体内尿酸是嘌呤代谢的最终产物，因此就容易患上痛风。

　　提示：并不是只有人类会患痛风，那些缺乏尿酸分解酶系的动物也会患高尿酸血症和痛风。最近有研究发现，人体本身也具有少量尿酸分解酶系，比如血细胞含有少量尿酸酶和尿囊素酶，能分解少量的尿酸，但对于人类来说，那只是杯水车薪。

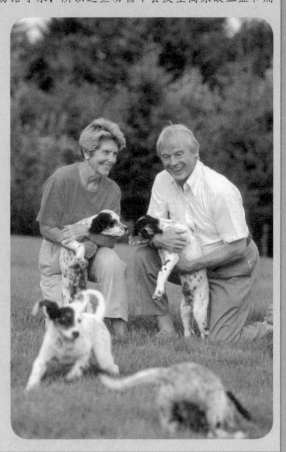

小孩也会患痛风吗

有一个9岁的胖男孩，反复血尿和关节痛，经检查发现，血尿酸达到726微摩尔/升，双肾多发性结石，耳郭上有痛风石结节，被诊断为痛风。很多人以为痛风只是成年人的病，小孩不会得这个病。临床研究发现，痛风可见于任何年龄，但是其发病多见于中老年人，年轻人很少发病。近年来随着人们生活水平的提高，各个年龄段的发病率都在上升，青少年患病率也逐渐增加，但是由于少年儿童发病仍然属于少见病例，故很容易误诊。

儿童血尿酸的参考值范围180～300微摩尔/升（3～5毫克/分升），其发病具有以下特点。

（1）发病少：10岁以下的痛风病人非常罕见。

（2）多有家族史：儿童痛风大部分有遗传倾向，多数近亲中有痛风病人。一般发病年龄越小的病人，有家族史的比例越高。

（3）病情较严重：关节炎较成人来势凶猛，发展迅速，发病频繁，疼痛剧烈。

（4）发病早而且多并发有肾损害：肾结石症和肾功能损害常为儿童痛风的首发症状，关节炎常出现在肾病之后。

（5）继发于某些疾病：儿童痛风可继发于急性或慢性肾脏疾病、血液病和恶性肿瘤，包括白血病、淋巴瘤、多发性骨髓瘤等。经过放射治疗或化学药物治疗后的肿瘤细胞增殖和死亡都很迅速，即细胞内核酸转换率增加，导致大量嘌呤合成和分解，体内尿酸生成明显加速，短时间内体内尿酸生成量剧增，超过机体的排泄能力，即可出现高尿酸血症。临床上，病人常出现急性痛风性肾病、急性尿酸性肾结石形成甚至梗阻。

（6）预后差：治疗效果不理想，容易死于肾衰竭或感染，病死率高。

还有研究结果表明，儿童的血尿酸水平与肥胖密切相关，随着肥胖的增加而显著升高，儿童时期体重增加是痛风的危险因素。

提示：不同年龄都可以罹患痛风，只是在少年儿童发病率很低，但也要引起注意，特别是有阳性家族史的儿童和肥胖儿童应注意经常监测血尿酸水平。一旦血尿酸升高应积极治疗。